Testosterone×岡琢哉
（精神科医）

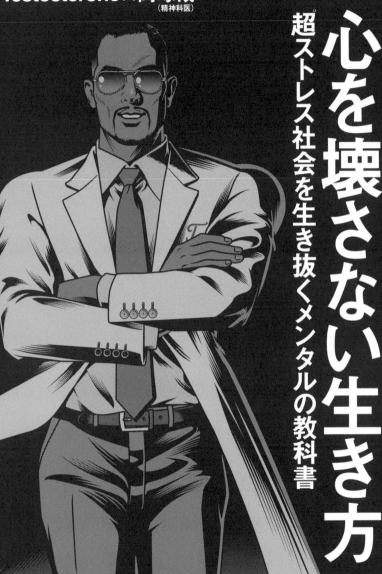

# 心を壊さない生き方

## 超ストレス社会を生き抜くメンタルの教科書

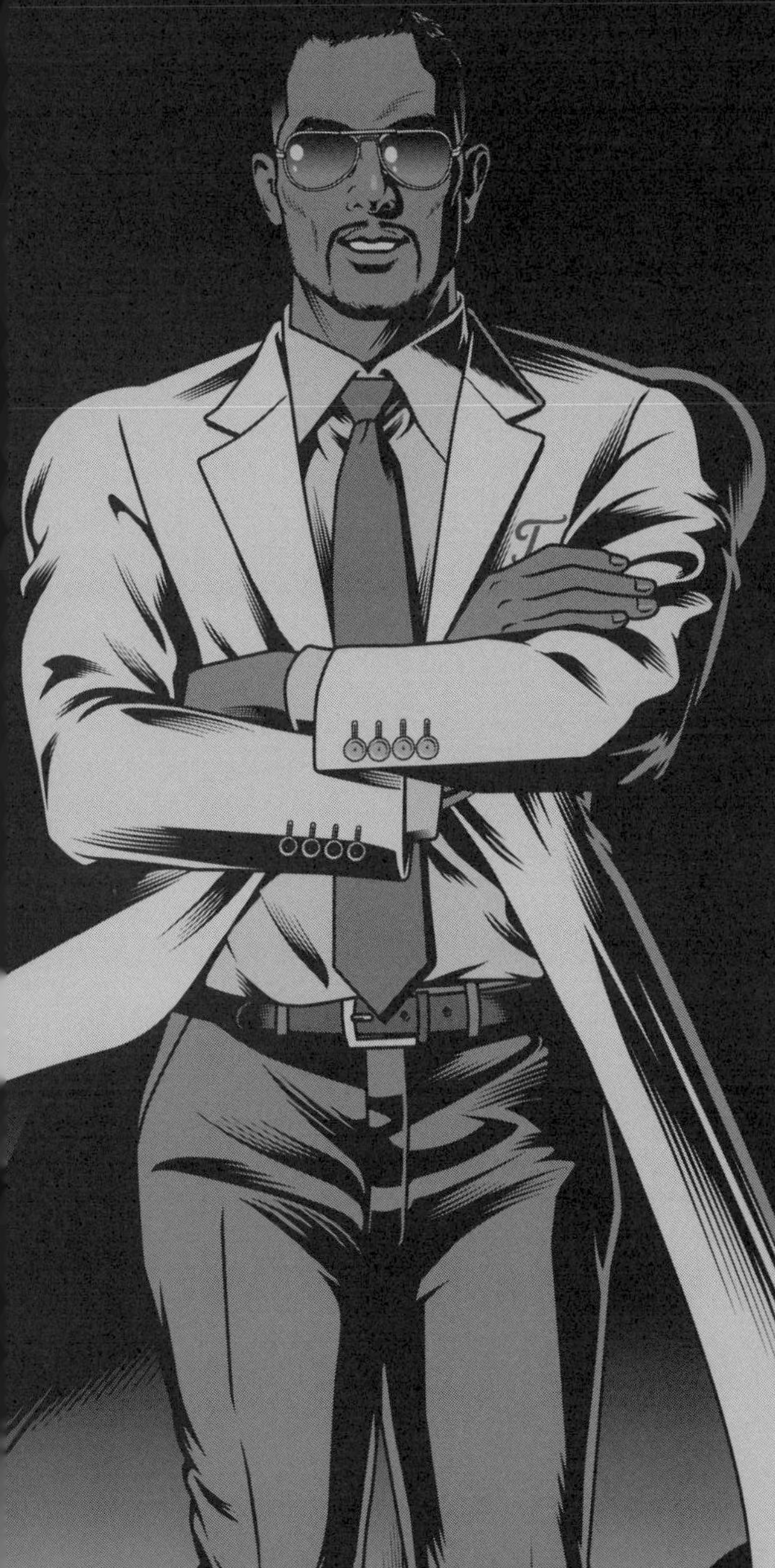

文響社

# はじめに

おう。お疲れ。俺だ。Testosteroneだ。みんな元気？　疲れてない？　無理したらあかんで。いきなり本題から入るが、今回のテーマはもちろん筋トレ！！！……ではなくメンタルヘルスだ。ストレスの多い現代社会において、心の健康に関する知識を持たずに生活することは戦場に丸裸で突っ込むようなもの。メンタルヘルスの問題と関わりを持たずに生きていくことは不可能と言えるほどに、この問題は日本社会を侵食してしまっているのだ。

俺が日本のメンタルヘルス事情に危機感を持ったきっかけには、一向に減らない日本のうつ病患者数や自殺者数の推移を示すデータの影響もある。だが、最大の理由は俺のTwitterアカウント（@badassceo　フォロワー数１００万人）に寄せられる相談の質と量だ。

「もう限界です……」

「生きているのがつらいです……」

といった悩みが日々俺に寄せられてくるのだ。多いなんていう言葉じゃ生ぬるいぐらい、信じられないほどたくさんの方々が苦しみや心の嘆きを俺に訴えてくる。学校や職場の人間関係になじめない……両親との関係がうまくいっていない……仕事が忙しすぎて体調とメンタルを崩した……何をやっても楽しい気持ちになることがない……etc。最近だとコロナの影響による悲痛な心の叫びも急増している。そういった方々には俺なりに励ましの言葉をかけたり、精いっぱいのアドバイスを送ったりするのだが、俺は医師免許を持っているわけではないし、メッセージを通して知り得る相談者の精神状態には限界がある。Twitterで見知らぬ俺に相談してくるぐらいだから、周囲に相談できる相手がいないことが推測できるし、専門機関を利用するだけの経済的、精神的余裕がない可能性も高いだろう。この人たち、このままだと無理して心を病んじゃうよな……。地球上にいる人間はみな幸せであるべきなのに、この人たちは今本当に苦しんでいて、このままいくともっともっと苦しくなる可能性もあるんだよな……。

**「こりゃマジでどげんかせんとかん!!!」**

といったぐあいである。
知識は力なり。メンタルヘルスに関する知識は、ストレス社会ニッポンでサバイブしていく上で絶対に必要な武器だ。その武器をなるべくわかりやすく、かつ面白く、読者に授けることがこの本の最大の目的だ。執筆には、俺の良き友人である精神科医の岡琢哉先生の力を借りることにした。岡先生は都内の病院で日々治療にあたりつつ、自己効力感の向上や発達障害についての研究にも携わっている精神科医療の専門家だ。ちなみに、岡先生は筋トレとヒップホップをこよなく愛するとてもワイルドでイカしたドクターだ。**筋トレとヒップホップが好きな人に悪い人はいないので、彼のことは信用していい。**そんな岡先生とともに、ストレス社会ニッポンをサバイブするための武器となり、悩める人たちのためのバイブルになるような本を作ろう！　と、試行錯誤しながら書き上げたのがこの本だ。

我々の思いはただ一つ。「苦しむ人を一人でも多く減らしたい。苦しんでいる人を一人でも多く救いたい」というシンプルな願いである。読者の皆さんには俺（と岡先生）からのそんな海よりも深い愛情を感じ取りながら本書を読み進めていただきたい。そして3～5ページ読み進めるごとに一回ぐらい、「**テストステロンさん**（と岡先生）

……好き♡」とつぶやきながら読んでほしい。

ここで、本書の構成を簡単に説明しておこう。

第1部のテーマは**予防 is KING**。「永遠に生きると思って食事管理しろ」「睡眠時間を死ぬ気で確保しろ」「悪いことは言わないからとりあえず運動しろ」―。これらは、俺が以前からTwitterで叫び続けている人生をハッピーに生きるための最もシンプルかつ効果的な究極のアドバイスである。何事においてもそうだが、もっともコストパフォーマンスが高いのは治療ではなく予防だ。そして、食事・睡眠・運動の正しい習慣を身につけること以上に効果的な予防はないと断言しよう。食事・睡眠・運動こそが心身の健康の基盤なのだ。それを証明するために、第1部では心の健康を保つための生活習慣や「メンタルにポジティブな影響を与え得る行動」を科学的なエビデンスに基づいて紹介していく。食事・睡眠・運動の3つの観点から掘り下げているので、明日からの生活にすぐ取り入れていくことができるはずだ。もちろん、研究の世界では、日進月歩で知識のアップデートが進んでいるし、単純に「●●がメンタルヘルスに効く」とは言い切れないことも多い。そうした事情を踏まえた上で、「現時点での最適解」を提示したつもりだ。

第2部では、多くの人が抱えてしまうかもしれない/抱えているメンタルヘルスの問題についての「知識と対処法」に踏み込んでいく。うつ、不安症、強迫神経症、摂食障害といった代表的なメンタルの問題についての基礎知識や対処法を、専門家である岡先生にわかりやすく解説してもらった。臨床の経験と学術的な研究の2つの側面からかみ砕いて説明しているので、周りに心の病気を抱えている人がいる人や、自分の精神疾患に対して周囲からの理解が得られなくて困っている、という人にとっても役に立つ内容になっているはずだ。

「世の中の99%の問題は筋トレとプロテインで解決します」と常々言っている俺だが、もちろん例外もある。さまざまな精神疾患が良い例だ。厚生労働省の資料によると、何らかの心の病気で通院している人は400万人以上にのぼり、生涯を通じて5人に1人が心の病気にかかると言われているという。もちろん、俺のTwitterを見たり、本を読んだりしたことをきっかけに筋トレを始め、悩みが解決した、精神疾患の症状が改善したといううれしい声もたくさんいただいている。だが、残念なことに常に筋トレが最強のソリューションであるとは限らない。たとえば、うつ状態があまりにも深刻だとそもそも筋トレをすることが困難なこともあるし、「筋トレしないと」という思いがさらなる焦りや自己嫌悪につながり、逆効果になってしまう恐れもある。筋トレや筋トレに付随する十分な睡眠時間や正しい食生活が心身を健康に保つ最強の戦略の一つであることに間違いはない。だが、筋トレがどんな悩みや精神疾患に対してでも効果を発揮する最強の治療法であるとは言い切れないのである（筋トレ、すまない……俺もこんなこたぁ本当は言いたくねぇんだ！！！←Testosterone心の声）。

悩みを抱えていて、精神的にキツいな、生きるのつらいなって思ってるみんなに言いたい。

## 無理すんな。マジで。

**あなたの人生においてあなたの心身の健康以上に大切なものなんてない。**無理して心が不健康になるとホント厄介だよ。俺と約束しよう。絶対に無理はしないって。**無理していいのは筋トレのときだけだから。**約束な。破ったらプロテイン1年分買ってもらうからな。

この本がストレス社会ニッポンをサバイブしていくための武器に、また、生きづらさを抱えているすべての人たちのためのバイブルのような役割を果たせることを、心から祈っている。

Testosterone

CONTENTS

## 第2章 メンタルがブレやすい人は睡眠時間を死ぬ気で確保しろ



## 第3章 運動はハッピーな人生の基盤になる

# 第2部 超ストレス社会を生き抜くメンタルの教科書

なぜメンタルヘルスの知識が必要なのか

CONTENTS

# 第1部

# 予防 is KING

## ――心と体を守る最強の生活習慣

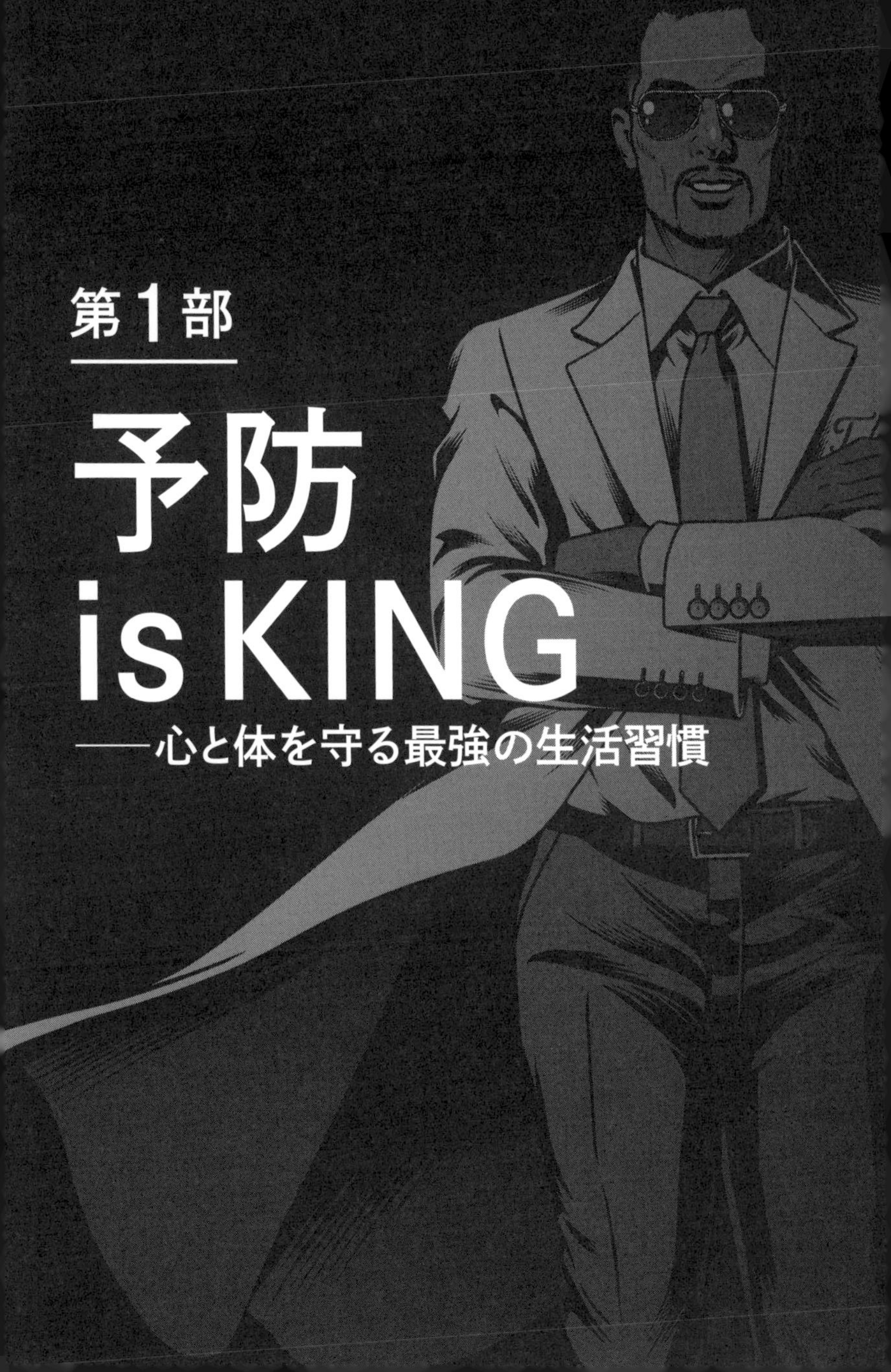

# メンタルの危機を予防する生活習慣とは？

超高ストレスが当たり前となった現代社会では、メンタルの問題に苦しみ、助けを求める人が増え続けている。今はまだ頑張れている、自分は強いから大丈夫、という人も油断は禁物。そこで重要になってくるのが**「予防」**である。第1部ではメンタルの問題を未然に防ぎ、心身の健康を保つためにおすすめの生活習慣を紹介していきたい。精神科医の岡先生に加え、早稲田大学大学院スポーツ科学研究科博士課程を修了した久保孝史博士の力も借り、メンタルヘルスと生活習慣の関係性について世界中で行われているさまざまな研究をリサーチしてもらった。

ネット上には「○○に××がいい」といった情報があふれているが、「医療デマ」「健康デマ」に近いものも多いのが現実だ。情報の信頼性を判断するには科学的な研究成果を基にした「エビデンス」がカギとなる。しかし、そのエビデンスもあればいいというものではない。よく「××の驚異的な力は研究で証明済みです」

## エビデンスピラミッド

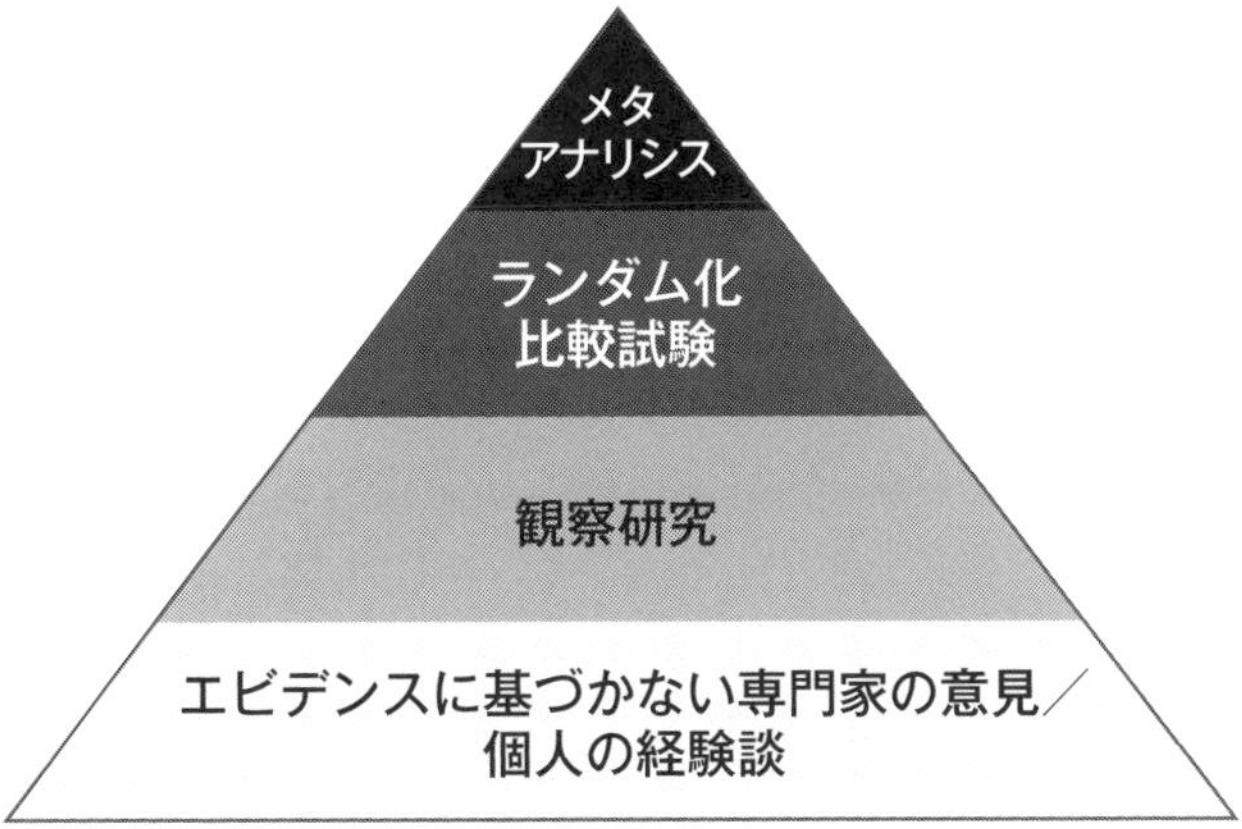


※メタアナリシス：複数のランダム化比較試験を統合して分析したもの

といった宣伝文句を見かけるが、その「研究」は厳密に行われたものか？　同じ分野の専門家から評価されているか？　さまざまな研究機関によって有効性が検証されているか？　研究のスポンサーは誰なのか？（スポンサー企業が欲しいエビデンスを作為的に作り出すような研究も多々ある）といったさまざまな点を考慮する必要がある。エビデンスは「ある」「なし」ではなく、「強い」「弱い」と表現されるべきなのだ。本書では上に載っている「エビデンスピラミッド」という考え方に沿って、エビデンスの強弱にも触れながら解説をしていく。もっとも信頼性が高い「メタアナリシス」から導き出した生活習慣を「★★★」、ランダム化比較試験によって示唆されているものを「★★」、観察研究の段階にとどまっているものを「★」で示して紹介している。エビデンスが複数の研究にまたがる場合はその都度、エビデンスの強弱を判断して記載しているので、その辺を頭に入れて読んでいただければ幸いだ。また、今はまだ「メンタルに良い」というエビデンスが弱いとしても、ぼくの実体験から必ず実行した方が良いという生活習慣もある。だから「Testosterone的重要度」として合わせてランク付けをしたので参考にしてほしい。

本書で提案するのはあくまで「現時点での我々の導き出した最適解」「やった方がいいとみられる」生活習慣だ。個人差があることは踏まえつつ、できるところから生活に取り入れてみてほしい。それでは始めるぞ！

# 永遠に生きると思って食事を管理しろ

# 食生活や体重がメンタルに及ぼす影響

——食生活や体重とメンタルにはどのような関係があると言われているのでしょうか？

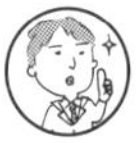

（久保）食生活や体重、メンタルヘルスの関係については国内外で多くの研究があります。まず、国内で行われている研究から紹介しましょう。『日本生物学的精神医学誌』に、うつ病と食事との関連を調査した研究が掲載されています。それによると、**うつ病患者の人の中には、BMI（Body Mass Index）が25以上の人が有意**（※統計学の用語で「確率的に偶然とは考えにくく、意味があると考えられる」という意味）**に多かった**そうです。

——ＢＭＩの値とうつの関連がみられたんですね。ＢＭＩ25以上というのはどれぐらいの人なのでしょう？

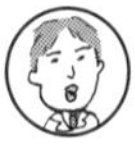

ＢＭＩは肥満度を示す体格指数で、体重（kg）を身長（m）の2乗で割った計算式で算出します。たとえば身長１７０cmで73kgの人のＢＭＩは25・26です。身長と体重のみが判断基準になっているので一概には言えないですが、ＢＭＩ25以上の人は「軽度の肥満」にあたる人が多いと言えるでしょう。

――この研究に参加したうつ病患者の中には肥満傾向の人が多かったのですね。一般的にはうつ病の人は食欲がなく、ゲッソリしていそうなイメージもありますが、逆に肥満の人が多いということですか？

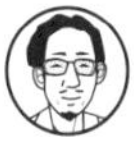

（岡）臨床では両方のケースがあり得ますね。アメリカ精神医学会による精神疾患の診断基準「ＤＳＭ５」でも、**「食事療法をしていないのに、有意の体重減少、または体重増加（例：1ヵ月で体重の5%以上の変化）がみられること」**がうつ病の診断基準に含まれています。食欲がなくなり、体重が低下するという従来のイメージ通りの方だけでなく、うつ病で活動レベルが低下することにより、体重が増えてしまうタイプの方もいるということです。

――なるほど、極端な体重の増減は何らかの不調のサインの可能性があるんですね。

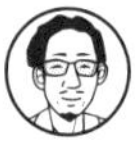

先ほどの文献は「予備的検討」（※本調査に先立って行われる研究の一つ。通常、本調査と同様の内容で、より少数のサンプル／短期間でデータ収集が行われる）のデータですが、その後発表された研究では、約1万2000人を対象として、うつ病の人のBMIやその他の生活習慣、脂質異常との関連などについて調べています。この調査でも予備的検討と同様の結果が出ており、**うつ病群では対照群と比較して、BMI30以上の肥満の割合が1・61倍と高い**ことがわかりました。さらに、正常体格（BMI18・5〜25未満）の割合が0・76倍と低く、BMI18・5未満の体重不足の人もうつ病群に多かったことがわかっています。

――本調査でもうつ病群には体重が重い人が多く、かつ正常体格の人が少なかった。つまり痩せすぎの人も多かったということですか？

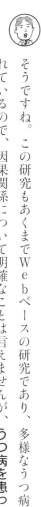

そうですね。この研究もあくまでWebベースの研究であり、多様なうつ病の方が含まれているので、因果関係について明確なことは言えませんが、**うつ病を患っている方々**

**の中には「正常体格（BMI18・5〜25未満）」である人が少なかった**ということは言えると思います。

——なるほど！　ところで「因果関係」というのはどういう意味ですか？

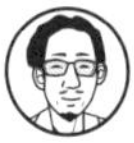

ＢＭＩに限ったことではないのですが、こういった研究からわかるのは「うつ病の人にＢＭＩが高い人が多かった」という事実のみです。だからといって「ＢＭＩが高いからうつになる」「ＢＭＩが正常だからうつになりにくい」という風にただちに言うことはできないのです。

——もう少し詳しくお願いします！

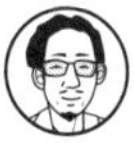

はい。エビデンスを見ていく上で、**相関関係と因果関係は別である**、ということはかなり重要な視点になります（相関関係は2つの事柄のうち、一方が変化するともう一方も変わるという関係。因果関係は2つの事柄のうち一方が原因で、もう一方が結果となる関係）。有名なたとえ話で、「ニコラス・ケイジの映画出演本数が増えるとプールでの溺

死者数が増える」というものがあります。Spurious Correlationというサイトによると、1999年からの10年間で、ニコラス・ケイジの映画出演本数とプールでの溺死者数の推移には66・6％の相関があったそうです。ニコラス・ケイジがたくさん映画に出た年は溺死者数も多い傾向があったわけです。でも、この2つには因果関係がないこと、つまり原因と結果の関係にないことはすぐわかりますよね？　これは極端な例ですが、**相関があるからといって因果関係があるとは限らない**、という感覚を理解していただけたらと思います。

――なるほど！　では、今回のＢＭＩとうつの関係は因果関係ではなく、相関関係だということですか？

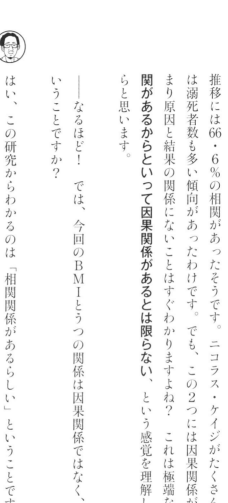

はい、この研究からわかるのは「相関関係があるらしい」ということです。重要なことは一つの研究結果だけを見て「ＢＭＩを下げればうつが治るんだ！」というようにすべてを判断しないことです。

――ではこうした研究を行うことや、研究結果を見ていくことにはどんな意義があるのでしょうか？

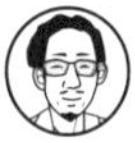

うつとライフスタイルや食事、高脂血症との関連を調べた研究が増えている、ということは今後、治療法や診断についての新しい情報や知見が増えるかもしれない、ということを意味します。こうした研究成果を基に新たな仮説が作られ、研究が重なり、治療法や診断法の確立につながっていくからです。

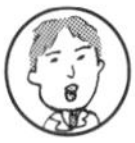

岡先生のおっしゃる通りですね。この本で提案するさまざまなライフスタイルもそうなのですが、すべてにおいて因果関係がはっきりしているというわけではなく、研究の結果、関連している可能性があるということが示唆されている、というものも多くあります。そのことを頭に入れて読んでもらうと良いと思います。

――なるほど、よくわかりました！　それではＢＭＩの話を続けましょう！

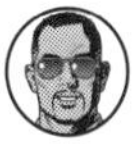

読者の中にも多いであろう筋トレオタクさんはＢＭＩあまり参考にしなくていいからね！
なぜならＢＭＩは**筋肉量が一切考慮されていない。**身長１７０cm体重90kg

体脂肪率8%のゴリゴリのマッチョがいるとしよう。BMIだけ見ると彼のBMIは31・14、肥満（2度）の判定となってしまうんだ。多くの医療機関や保険機関は肥満度の基準としてBMIを採用しているので、彼は公式に肥満扱いされてしまう。肥満といわれた。。。ちょぉダイエット頑張ったのに。。ウチの筋肉ゎもぅどぉでもぃぃんだって。。。どぉせウチゎ遊ばれてたってコト。。。もぅマジ無理。。。筋トレしょ。。。**となってしまう。**

それがやりたかっただけでしょう！（笑）。でも確かにそういった問題点があるのは事実です。それに、BMIについては人種間の差も考慮されるべきだと考えられていて、実はBMIが25以上で肥満扱いされるのは日本だけなのです。欧米では25は標準体型（前肥満）に分類されます。それに、「BMIパラドックス」といって「標準BMIの人よりもBMIが高い人の方が長生きする」という研究も報告されています。

——なるほど。じゃあBMIはそんなにアテにならないということでしょうか？

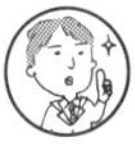

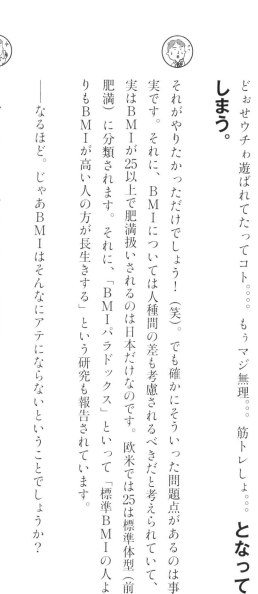

いえ、それでもなお、**BMIが有効な指標であることも間違いないと思います。**確かに

## 日本肥満学会の基準／WHOの基準

日本肥満学会の基準

| BMI値 | 判定 |
|---|---|
| 18.5未満 | 低体重（痩せ型） |
| 18.5～25未満 | 普通体重 |
| 25～30未満 | 肥満（1度） |
| 30～35未満 | 肥満（2度） |
| 35～40未満 | 肥満（3度） |
| 40以上 | 肥満（4度） |

世界保健機関（WHO）の基準

| BMI値 | 判定 |
|---|---|
| 16未満 | 痩せすぎ |
| 16.00～16.99以下 | 痩せ |
| 17.00～18.49以下 | 痩せぎみ |
| 18.50～24.99以下 | 普通体重 |
| 25.00～29.99以下 | 前肥満 |
| 30.00～34.99以下 | 肥満（1度） |
| 35.00～39.99以下 | 肥満（2度） |
| 40.00以上 | 肥満（3度） |

**筋量や体脂肪率は考慮されていないのですが、死亡率を予測できるなど、健康との関連で非常に強いインジケーターになり得る**のです。日本肥満学会では、統計的にもっとも病気になりにくい体重とされているＢＭＩ22を適正体重（標準体重）とした上で、25以上を肥満、18・5未満を低体重と分類しています。先ほどの研究で出てきた「正常体格」と同じ数値ですね。

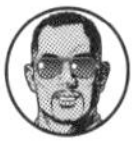

平均的な人類の健康状態を推し量る上でもっともシンプルで効果的な数字の一つがＢＭＩってのは間違いないと俺も思うよ。**筋トレオタクなんてマイノリティー**だからね。でも、たとえマイノリティーとは言えど、軽視されている状態はとても悲しいけどね。軽視された。。。ちょぉ筋トレ頑張ったn……。

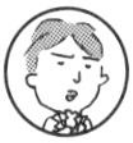

Testosteroneさん。少し黙っていていただけますか？（真顔）

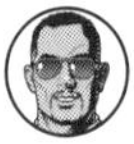

はい！　深く反省します！　バツとして筋トレ行ってきます！

——行ってらっしゃい！　ＢＭＩは万能ではないけれど、最大公約数的なものとしてとらえれば、十分に参考になるという感じですね。

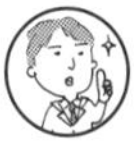

そうですね、十分に参考になる指標ではあると思います。

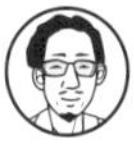

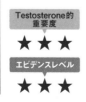

**精神的な不調と生活の乱れ、体重の変動は同時に現れることも多いため、不調のサインの一つととらえることも重要**です。自分にとって適正な体重を知り、自分に合ったライフスタイルを維持するための方法を学び、実践していくことが心の健康を保つために必要なことです。

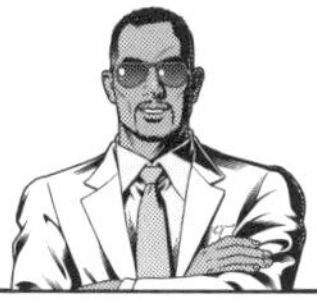

心を守る習慣1

## 自分の適正体重（BMI18・5〜25）を維持する

Testosterone的重要度

★★★

エビデンスレベル

★★★

# 体脂肪率とうつの関連性

――ＢＭＩは筋肉量が考慮されていないという話が出ましたが、体脂肪率とメンタルヘルスについては何か関係があるのでしょうか？

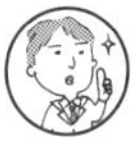

先ほどもお話ししたように、肥満とうつ病の発症の関係に着目した文献は多くあり、肥満とうつは因果関係にある、としているものもあります。そのほとんどはＢＭＩを使っているので体脂肪量については考慮されていないのですが、**体脂肪量、除脂肪量（体重から体脂肪量を引いたもの。体脂肪量と除脂肪量を合計したものが体重）、身長の３要素とうつの関連について調べた研究**もあります。

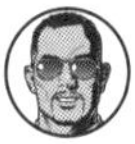

久保くん！　その話！　その話を詳しく！　もっと詳しく聞かせて！

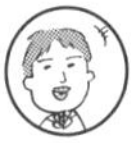

はい（笑）。Speedら（２０１９）は肥満とうつの関係を調べたこれまでの研究では、

体脂肪量を考慮しないＢＭＩが使われることが多かったことに着目しました。その上で、脂肪量にも注目することで、肥満とうつの関連性をよりよく理解できる可能性があると考えたのです。彼らは30万件以上の医学データベースを基に脂肪量、除脂肪量、身長、およびうつ病の関係をゲノム解析（遺伝情報を総合的に解析すること）しました。その結果、脂肪量はうつの危険因子となるが、除脂肪量はそうではないことが示唆されました。**体脂肪量はうつのファクターになり得るが、それ以外の質量に関してはうつの要因にはなり得ないとして、脂肪量を減らすことでうつ病のリスクが低下することも示唆しています。**単純な体重の増減ではなくて、体脂肪量の増減がうつと関連している可能性があるようですね。

――たとえば筋トレで筋肉がついて体重が増えたとしても、それはうつとはあまり関係ないということですか？

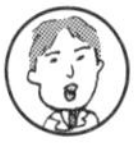

この研究に関していえばそういう結果が出ているようですね。

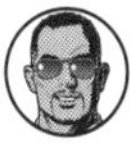

**知ってた。筋肉ちゃんが俺を傷つけるはずがないもん♡（ご満悦な表情）**

——では体脂肪率はなるべく低くした方がいいのでしょうか？

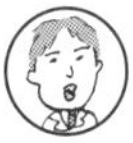

ただ、体脂肪があまりにも少ないと免疫力が下がるという説もありますし、女性の場合、体脂肪率が15％を切ると月経異常が増加し、10％を切ると卵巣機能が停止するという研究もありますので、極端に脂肪を減らすこともおすすめできません。

——体脂肪をやみくもに減らすだけでも良くないかもしれないということですね。

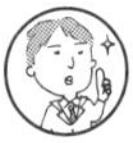

American Council on Exerciseという組織の基準では、男性は14～24％、女性が21～31％を標準値としていますので、この範囲に収めるのが望ましいと思います。

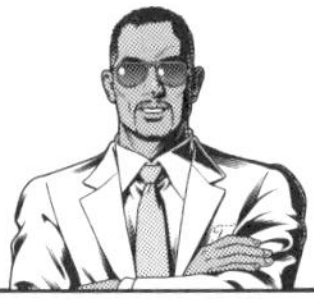

心を守る習慣2

## 体脂肪率を標準値以内（男性14～24％、女性21％～31％）に保つ

Testosterone的重要度
★★★

エビデンスレベル
★★★

# BMIや体脂肪率を適正に保つ方法

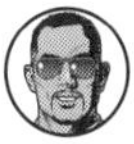

――BMIや体脂肪率を適正に保つ重要性はわかりました。では、そのためにはどんな方法が良いのでしょうか？

体脂肪率のコントロールに関しては一に食事、二に食事、三、四がなくて、五に運動です。では、どんな食事管理をしたらよいのか？　もちろん絶対的な正解はありませんが、体重や体脂肪をコントロールするためにぼくが推奨しているのは**「マクロ管理法」**です。これはアメリカで広く取り入れられている方法で、三大栄養素のタンパク質（P＝Protein）、脂質（F＝Fat）、炭水化物（C＝Carbohydrate）の摂取割合（マクロバランス）を調整するというもの。**1日の摂取カロリーとマクロバランスを導き出し、それに沿って食事をする**というシンプルなメソッドで、ぼくもこれで40kg近いダイエットに成功しています。摂取カロリーとマクロバランスに触れないダイエットはほぼすべてインチキだと思っていいです。ダイエットにおいて、この二つ以上に大切なことなんてありませんから。

――Testosteroneさんもマクロ管理法を実践されているんですね。

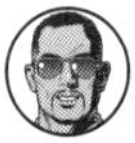

はい、マクロ管理法は以下のような手順で行います。

①性別・身長・体重・年齢を基に、基礎代謝（生命維持のために消費される必要最低限のエネルギー量）を計算する
②自分の活動レベル（アクティブ度合い）を考慮し、基礎代謝を元に１日の消費カロリーを算出する
③減量、増量など目的に合わせ、１日に摂取すべき総カロリー量を割り出す
④１日に摂取すべき総カロリー量を基に各マクロ栄養素を毎日何ｇずつ取ればいいかを計算する
⑤計算したマクロ栄養素の配分にあった食事をとるようにする
（詳細な計算式はＰ２８６）

これだけ見ると面倒くさそうに思うかもしれませんが、項目を順番に入力するだけで①〜④を計算して、おすすめのマクロを提示してくれるウェブサイトhttps://dietgenius.jp/macro-nutrient-calculator/を用意しましたので、良かったら使ってみてください。
ＱＲコードも載せておきます！

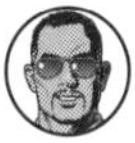

――ありがとうございます。

ぼくが実践しているマクロは

**1・タンパク質（g）は体重の数値（kg）の2倍**
**2・脂質は総カロリーの25％**
**3・炭水化物は総カロリーからタンパク質と脂質のカロリー数を引いたもの**

というものです。ただ、これはどちらかと言うと、アスリート向けのマクロバランスでして、定期的にトレーニングを行っており筋肉量も一般人より多めな人々に適したマクロバランスであるということには留意してください。ちなみに、ボディビルダーの中には体重の3倍のタンパク質を摂取している選手もいます。ＩＯＣがアスリート向けに出している1日あたりのタンパク質の摂取基準ですと、体重1kgあたり1・2〜1・7gなので、一般の人はタンパク質を減らして炭水化物を増やしてみてもいいかもしれません。とはいえ、ぼくの提唱しているマクロバランスで運動あり／なしに関わらずダイエットに大成功した人はたくさんいるので、そのまま使っていただいてももちろん構いません。ちなみに、タンパク質は1g＝4kcal、脂質は1g＝9kcal、炭水化物は1g＝4kcalです。タンパク質と炭水化物はともに1g＝4kcalですので、タンパク質を減らしたグラム数だけ炭水化物のグラム数を増やしてやると、ちょうどバランスが取れます。調整しやすいですね。**さすがタンパク質。空気が読める。**

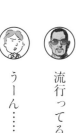

――マクロ管理法、日本ではあまりなじみがないですが、誰が開発したんですか？　アメリカでは流行っているのでしょうか？

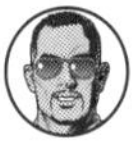

流行ってるかどうか……。うーん……。久保くん！　バトンタッチ！

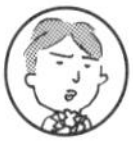

うーん……（笑）。あまりにも王道のやり方なので、誰が開発したとかそういうのはな

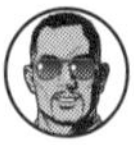

いんですよね。

たとえば、ＦＤＡ（アメリカ食品医薬品局）が推奨している食事についての基準でも、もっとも重視されているのは総摂取カロリー量、つまりカロリーの収支で、その次に重視すべきなのが三大栄養素のバランス、つまりマクロだとしています。また、日本の厚生労働省が出している「日本人の食事摂取基準」というガイドラインでも

**1・国民がその健康の保持増進を図る上で摂取することが望ましい熱量に関する事項**
**2・国民がその健康の保持増進を図る上で摂取することが望ましい次に掲げる栄養素の量に関する事項**

という順番で指針が示されています。熱量、つまりカロリーの過不足の次に重要なのが栄養素のバランス＝マクロだということです。現に栄養について死ぬほど考えているトップアスリートたちも、マクロについては徹底的に考え抜いています。マクロ管理法が絶対的な正解というつもりはありませんが「**最適解の一つ**」であるとは言えるのではないでしょうか。

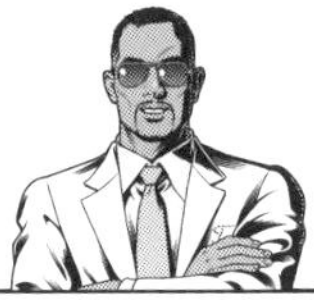

心を守る習慣3

## マクロ管理法で食事を管理し、体重／体脂肪率をコントロールする

Testosterone的重要度

★★★

エビデンスレベル

★★☆

# タンパク質が空腹感を抑える!?

――日本人の食事スタイルは白米など炭水化物が中心で、タンパク質量が足りていないと聞いたことがあります。マクロ管理法を取り入れると、ほとんどの人はタンパク質摂取量が増えそうですが、タンパク質を摂ることのメリットなどもあったりしますか？

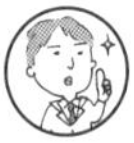

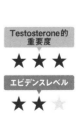

エビデンス的にはまだ弱いのですが、**食欲とタンパク質の摂取量は逆相関関係にある**と

する「プロテインレバレッジ仮説」というものがあります。タンパク質の摂取量を増やせば増やすほど、過度な食欲が抑制される。つまり、バカ食いをしにくくなる可能性があるそうです。

――タンパク質を摂ると食べすぎを防げるということですか？

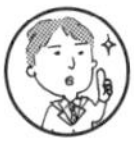

Leidyら（2010）は、**高タンパクな朝食を食べることで、その日1日の間に空腹を感じることが減った**としています。この研究ではシリアルなどの低タンパクメニュー（タンパク質摂取量18g）と、ヨーグルトなどの高タンパクメニュー（同50g）を被験者に交互に試してもらった結果を比較しています。

――確かに炭水化物である白米やラーメンなら爆食いできますが、タンパク質の多い肉や魚を死ぬほど食べる、というのはなかなか難しい気もしますね。でも、Testosteroneさんが実践しているマクロのように、タンパク質を体重の2倍のグラム数とるのは結構大変そうですね……。

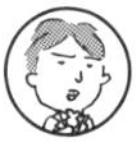

先ほどTestosteroneさんも言っていたように、体重の2倍というのはＩＯＣが定めているスポーツ選手へ向けてのガイドライン（体重1kgあたり1・2〜1・7g）よりもさらに多い数字ですので、一般人はもっと少なくても大丈夫です。**0・8〜2倍というのがＷＨＯのガイドラインになっています。**それに「**健康のためにたくさんタンパク質を摂らなきゃ」と強迫観念にかられるのは本末転倒**ですからね。

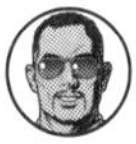

俺はお肉を1日1kgぐらい（タンパク質含有量にして約200g）食べるのが苦痛じゃないんだけど、そうじゃない人はプロテインで補えばいいと思います。昨今のプロテイン、メッチャ美味しいから。**15年ぐらい前に日本で流通していたプロテインなんて人間の飲むものじゃないってぐらいマズかったんだから！**　プロテインメーカーの企業努力に感謝しながら飲んで！

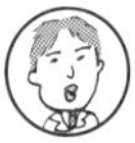

必須アミノ酸の一つで、鶏肉や牛肉、豚肉などに含まれる**トリプトファンは、その血中濃度の高さとメンタルヘルスに関連性があるとされています。**トリプトファンは精神を安定させる役割を持っているセロトニンの材料になります。メンタルを健康に保つという意味でも、お肉は積極的に取ると良いでしょう。

——トレーニングをしていない人でもプロテインをとっても問題ないのでしょうか？

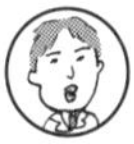

はい、まったく問題ありません。特に運動していない人がホエイプロテインを12週間続けたら体脂肪率が9％下がったという報告もあります。ただ、これはホエイプロテイン自体にダイエット効果があるということではなくて食事より先にプロテインを飲むことで総摂取カロリーが減ったということだと思います。それと、「食事誘発性熱産生」といって、食事をとること自体で消費するカロリーがありますが、これについても、タンパク質は、脂質と炭水化物に比べて約3倍多いと言われています。

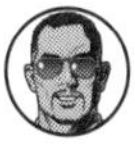

かつて、タンパク質の過剰摂取は腎機能を障害するという説がまことしやかにささやかれていました。しかし、カナダの研究チームが発表したメタアナリシスによると、現時点において、健康な人がタンパク質摂取量を増やすことによって健康を害するというエビデンスはなく、むしろ高タンパク食は腎機能を向上させる可能性がある、とされています！　安心してお肉食べてプロテイン飲んでください！

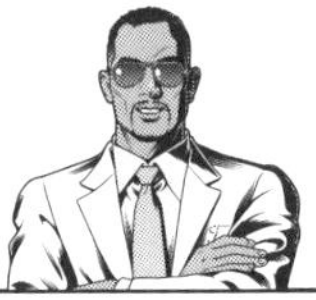

心を守る習慣4

## 糖質や脂質中心の食生活を送っていた人はタンパク質を増やす（体重の0・8〜2倍が目安）ことを意識してみる

Testosterone的重要度
★★★

エビデンスレベル
★★☆

# 野菜や果物が幸福度を高める

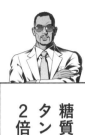

——適切なＢＭＩや体脂肪率を知り、それを実現する／維持するための食生活をマクロ管理法から導き出す。そして、タンパク質摂取量を増やすことでそれが実現できる可能性があるということですね。他には何かありますか？

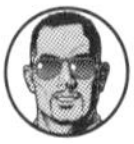

**実は前の項目までで大事なことの99%を言いつくしてしまった**

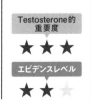

**……。**あとはこんな話もあるよ、というぐらいで気軽に読んでもらえるとうれしい。多分、**合コンとかではこっちの話の方がウケる**ので、動機を切り替えて読んでほしい。

――なるほど（笑）。

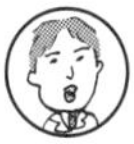

**では、後半戦、始めましょう。**野菜を食べることにもメンタルヘルスにポジティブな効果があるという研究があります。２０１６年に医学誌『American Journal of Public Health』に掲載された、オーストラリア人１万２０００人以上が参加した調査では、**フルーツと野菜の摂取量を増やした人々は、食生活を変えなかった人々よりも幸福度と生活への満足度が高かった、**としています。

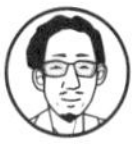

果物または野菜、およびそれらの加工製品（ジュースなど）の摂取量について評価した５９１１件の研究から61の研究をピックアップしたレビューもあります。それによると、**果物と野菜の総摂取量が多く、ベリー、柑橘類、緑葉野菜などを含んでいるグループが、楽観主義と自己効力感のレベルを高め、心理的苦痛（抑うつ症状やがんに対する死の恐**

**怖など）のレベルを低下させる可能性がある**ことを示していたと言います。

――いずれの研究も、フルーツや野菜を積極的に食べているグループの方が、メンタルに良い影響があったと言えそうですね。

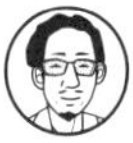

はい、この研究は果物または野菜およびその加工物はメンタルヘルスにプラスの影響を及ぼしていると結論づけており、WHOも推奨している「1日に少なくとも5ポーションの果物と野菜（芋を除く）の摂取」はメンタルヘルスに有益だとしています。ちなみに生の野菜や果物であれば1ポーション＝約80gと考えれば良いでしょう。

――5ポーションなら大体400gですね。

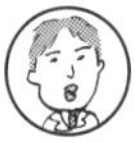

注意点もあるようです。ニュージーランドとアメリカの若年成人422人が参加した別の研究では、新鮮なフルーツと野菜を多く食べた人は、精神的な健康と幸福度のレベルがより高かったとしています。ところが興味深いことに、**缶詰のフルーツと野菜を食べた人は同じ効果が得られなかった**のだそうです。

——缶詰よりも新鮮なものの方が身体に良さそうというなんとなくのイメージはありますが……。

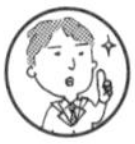

この研究に関して言えば、加工していない野菜でないとあまり効果がみられなかったということです。ここから類推すると、野菜ジュースなども生の野菜などに比べると効果が薄い可能性はありそうです。

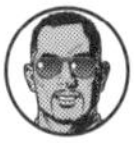

それほとんど砂糖水やん。みたいな野菜ジュースもあるしね。気を付けたいね。

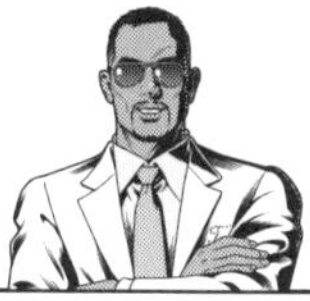

## 心を守る習慣5

# 生の野菜や果物を1日に400gとるようにする

Testosterone的重要度
★☆☆

エビデンスレベル
★★★

# 朝食を食べると三文の徳

——食事のタイミングについては何か研究がありますか？

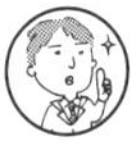

Aroraら（２０１２）がインドのデリーで行った調査によると、朝食をとる人ととらない人では、**朝食をとる人の方が、栄養状態が良く、運動・活動量も多く、勉強時間が増え、うつ症状も少なかった**そうです。

——なるほど！　時間がなくて、ついつい朝食を抜いてしまうことも多いのですが、朝はちゃんと時間に余裕を持って起きて、しっかり食べた方がいいんですね。

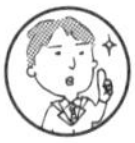

日本人を対象にした研究もあります。Hideseら（２０１８）は日本人１万１８７６人を対象に、肥満（ＢＭＩ）や生活習慣と、精神疾患の関連性について調べました。それによると、**うつ病になった人は頻繁に間食したり、夜食をとったりする人が多い一方で、**

**朝食を食べる人は少なかった**そうです。「うつ病と朝食の摂取頻度には負の関連がある」としていますので、朝食を食べる習慣がある人はうつ病になりにくいと言えます。

——気のせいかもしれませんが、確かに朝ちゃんと食べたときは頭も働くし、気分も明るく過ごせるような感じがしますね。

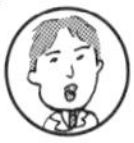

繰り返しになりますが、朝食をしっかりとる人は時間管理ができて、そもそも心に余裕があるからこそこういった研究結果が出た、という可能性もあります。朝食さえとれば……みたいな話ではないので、留意してください。

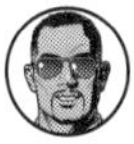

俺、朝食を楽しみに眠りにつくし、朝食が食べたくて食べたくて仕方がなくて朝起きるので、朝食を食べなかったこと、たぶん人生で一回もない。朝食、好きだ！　付き合ってくれ！

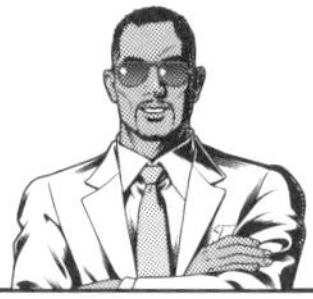

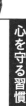

心を守る習慣6

## 朝食を食べることを習慣にする

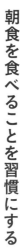

Testosterone的重要度
★★☆

エビデンスレベル
★★☆

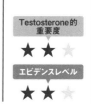

# 緑茶が持っているすごい効果

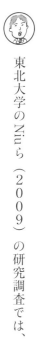

——バランスの良い食事を心掛け、好き嫌いなく幅広い食品を食べ、朝食をしっかりとる……。基本的なこと、当たり前なことが大事なのはよくわかりました。が！　もう少し裏ワザ的なものはないでしょうか？

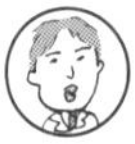

東北大学のNiuら（2009）の研究調査では、**緑茶を1日4杯以上飲む群は1杯以下**

**の群に比べてうつ病のリスクが半分程度に減っている**としています。また、国立・精神神経医療研究センターの研究でも、緑茶を週4杯以上飲む人はうつ病が少ないことがわかっています。

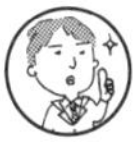

――なぜお茶を飲むと良いのでしょうか？

緑茶に含まれるテアニンという成分には、記憶力、意欲、情報処理機能などの認知機能改善の効果がある可能性が示唆されています。Hideseら（2017）は高級茶8杯程度にあたるテアニンの錠剤を持続的に飲むと統合失調症やうつ病が改善する、と報告しています。さらに、国際国立医療研究センターが行った研究でも緑茶の有効性が示唆されています。この研究では、食事のスタイルを①健康日本型（野菜や果物、大豆製品、キノコ、緑茶を多くとる）②動物性食品型（肉や卵などを多くとる）③洋風朝食型（ご飯や魚は少なく、パンや菓子類などを多くとる）の3つに分類。**健康日本型の傾向が高い人はそうでない人に比べて、うつ症状のある人は56％も少なかったそうです。**

――緑茶！　確かにお茶を飲むとホッと心が落ち着くような気がしますね。

ちなみに、プロテインを1日4杯以上飲むとメンタルが安定するというエビデンスはないでしょうか？　体感として、間違いないなと思っているのですが。

**今のところ特にそういう研究はなさそうですね。**

ちっ（舌打ち）。

仕事中に舌打ちされたの社会に出てから初めてなんですけど……。

けっ（不満そうな態度）。

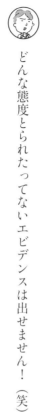

どんな態度とられたってないエビデンスは出せません！（笑）

ふんっ！　もういい！　このわからず屋！

（一同）どっちがだよ……。

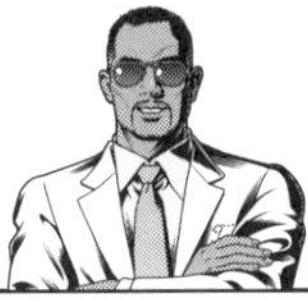

心を守る習慣7

## 緑茶を週4杯以上飲む

Testosterone的重要度

★☆☆

エビデンスレベル

★☆☆

# 正しい食の知識は一生もの

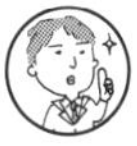

栄養とメンタルヘルスの関係性について考えてきましたが、注意点もあります。**欧米と日本では食事スタイルが大きく異なるので、海外の研究成果が日本人にそのまま当てはまるかどうかは議論の余地がある**のです。たとえば海外の研究では、うつ病患者の人は、魚の油に含まれるエイコサペンタエン酸（EPA）、ドコサヘキサエン酸（DHA）の血中濃度がそうでない人よりも低い傾向にあるという報告がされていました。ところが、

日本人を対象にした研究ではそういった結果は得られなかったそうです。ミネラルに関しても、海外の研究では鉄、亜鉛の欠乏がうつと関連しているという報告がありますが、**日本人についてはそうではなく、鉄、亜鉛の血中濃度とうつには関連性がみられなかった**そうです。基本的な食習慣や、人種の違いによって有効な食生活が変わってくる可能性もあるので、そういった点は頭に入れておきましょう。

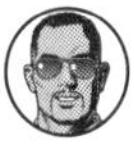

はっきり言って食事はメチャクチャ大事だ。本書ではメンタルヘルスとの関係を軸に食事について語ってきたが、肉体改造もダイエットも、その成否は9割が食事にかかっていると言っても過言ではない。食事に関わる知識は誇張なしに一生ものだ。正しい知識を正しく使えば、あなたの健康や充実した人生を生涯にわたって守ってくれる。お気に入りの体型で自尊心を高く保ち、人生を謳歌することもできるし、心身共に充実した状態でバリバリと働き続けることだってできる。逆に言えば、間違った食事の知識や情報に踊らされれば、心も身体も傷つき、あなたの人生を狂わせかねない。そんな悲しい事態に陥らないためにも正しい知識を身につけ、明るく楽しく生きていってほしい！　これが私の心からの願いです！

## ［体重／食生活編 まとめ］

▶適正体重（BMI 18.5〜25）を維持せよ！

▶体脂肪率を標準値以内（男性14〜24％、女性21〜31％）に保て！

▶上記２つを実現するため、マクロ管理法で食事を管理せよ！

▶糖質や脂質ばかり摂っている人はタンパク質を増やせ！（体重の0.8〜２倍が目安）

▶あとはオマケなのであんまり気にしなくていい！（余裕が出てきたらやって）

**どんないい運動も、**
**悪い食習慣は**
**倒せない。**
**正しい食の知識は**
**一生ものだ**

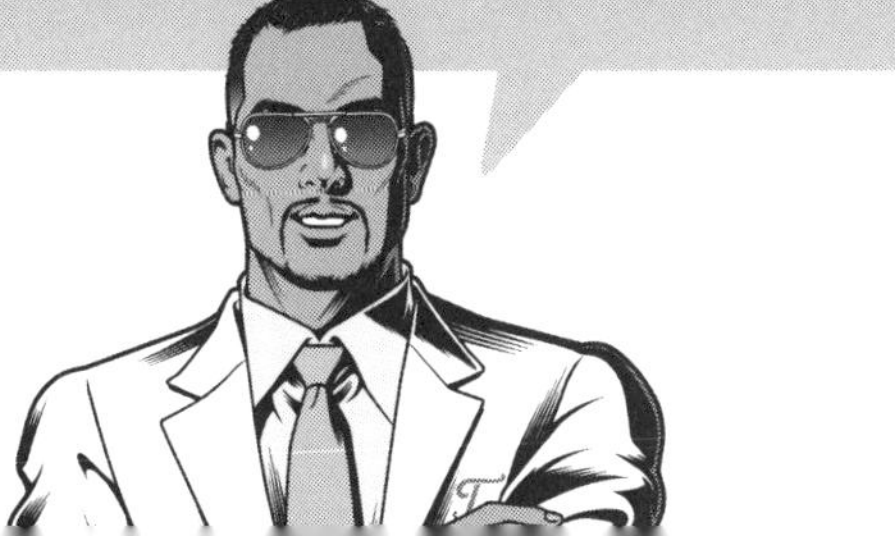

# メンタルがブレやすい人は睡眠時間を死ぬ気で確保しろ

# 睡眠が究極のソリューションである

——Testosteroneさんは Twitterなどでもよく睡眠の大切さについて発信されてますよね？

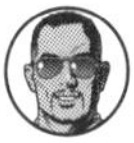

はい、睡眠。メチャクチャ大切です。**ハッキリ言って、筋トレより大切です。**

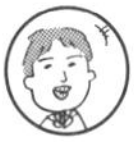

それをTestosteroneさんが言ってしまいますか（笑）。

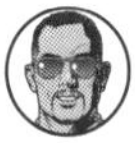

言ってしまいます。睡眠こそ心身の健康を守る上でもっとも重要なファクターであり、もっと言うと、日本の社会問題解決のカギでもあると断言します。日本には筋トレが足りないと言い続けてきた私ですが、**睡眠はもっと、圧倒的に足りないん**です。２０１９年にＯＥＣＤ（経済協力開発機構）などが発表した調査によれば、**日本人の睡眠時間は先進国の中でワースト１位の短さ**だそうです。睡眠不足が精神や健康、脳に与える影響

の大きさを考えると、この問題が解消されれば、自殺問題、医療費増大問題、先進国中最悪と言われる仕事の生産性の低さなど、日本が抱えている社会問題が解決に向かうことは間違いないと言っても過言ではありません！

──いきなりすごい勢いですね！　睡眠が大事だというのはみんななんとなくわかっている気もするんですが、なかなか睡眠の重要性が広まらないのはなぜでしょうか？

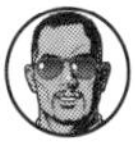

筋トレのようにワード自体にインパクトがあり、かつ自分の成長がわかりやすいものと比べると、睡眠は地味だし、成長を数値化することも難しいのでメチャクチャマーケティングが難しいというのが実情です。それと、**睡眠の重要性が広まっても誰も儲からない**ってのもデカい。睡眠の極意って正しい生活習慣にあるんですけど、それが広まっても企業は儲からないじゃないですか。資本主義社会において何かを爆発的に広めようと思ったら経済圏を築き上げるのがベストなんですけど、睡眠となると正しい生活習慣の情報よりも先に、睡眠薬やサプリメントといった利益の出る商品ばかりがプッシュされてしまいます。睡眠薬やサプリメントも大切ですので否定しているわけではありません。ただ、もっと先に広めないといけない基礎情報もあるよねって思うの

です。そんな中でも誰かが叫び続けなければ現状は変わらない。じゃあ俺が叫び続けようと。ただ、叫び続けているだけでは限界があるので、実は私も睡眠に関するビジネスを立ち上げようと準備していたこともあるんです。睡眠の知識や重要性を経済圏に乗っけようと思ったんですね。正しい睡眠の知識が身についたり、睡眠習慣を守るインセンティブが生まれたりするようなプロダクトを設計、生産、販売しようとしたのです。諸般の事情でストップしてしまったのですが、もし、睡眠領域で戦っていて、私と話してみたい企業さんがいらっしゃいましたらTwitterでDMください！　商品開発やマーケティングでご協力できるかもしれません。**8時間睡眠は譲れませんが、**それ以外の時間をすべて捧げて協力します！

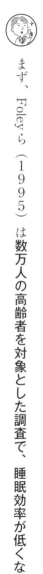

――公共の出版物で営業しないでください！（笑）。とにかく、筋トレ推しのTestosteroneさんが筋トレより重要だと言うぐらい、睡眠はメチャクチャ大事だと考えているということはわかりました。体感的にも睡眠とメンタルの関連は深そうな気がしますが、研究の世界ではどのように考えられているのでしょうか。

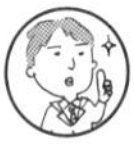

まず、Foleyら（１９９５）は**数万人の高齢者を対象とした調査で、睡眠効率が低くな**

**ると死亡率が高まり、病気やうつのリスクも高まる**としています。睡眠効率というのは寝床で横になっている時間の何％実際に眠っているかということで、睡眠の質を示す指標です。

――睡眠の質が下がると死亡率が高まるんですね……怖いですね。

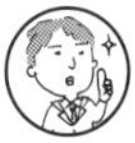

運動の項目で紹介する北京での研究でも、「睡眠」と「落ち込み」の関連性が指摘されていますし、英国の26校の大学生３７５５人を対象とした研究では、**不眠症を改善したことで、偏執病（パラノイア＝他人が常に自分を批判しているという妄想を抱く）や幻覚症状が軽減した**とされています。身体的な健康面だけでなく、睡眠とメンタルの間にも深い関係があるのは間違いないと言っていいでしょう。

――睡眠がメンタルにいい影響を及ぼすことはわかりました。では、どのように、どれぐらい眠ればいいのでしょうか？

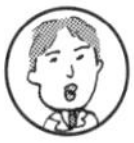

実は睡眠についての研究は個人差、病歴、体力、住環境、食生活などさまざまな要素が

絡んでいるため、たとえば「風呂に入れば睡眠の質が上がる」というようなシンプルなエビデンスはあまりありません。ただ、睡眠については世界中の機関でたくさんの研究が進んでいますので、「概ね合意が形成されている睡眠の常識」は存在すると言っていいでしょう。ここからは特におすすめな「睡眠にまつわる習慣」を紹介していきたいと思います。

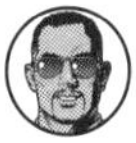

高いセミナーや情報商材の１００倍は価値があってわかりやすい、この世でもっとも従うべき最高のガイドラインだから心して聞いてくれよな。素直に従ってくれたら絶対に後悔させないから。さあ、学ぶぞ！

## どのくらい寝ればいいのか？

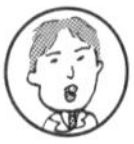

まず、絶対的な睡眠時間量の問題から見ていきましょう。理想的な睡眠時間については多くの研究機関からさまざまな指針が提示されていますが、ここではNational Sleep

## 年齢別の睡眠時間

| 年齢 | 睡眠時間 |
|---|---|
| 0－3ヵ月 | **14－17時間** |
| 4－11ヵ月 | **12－15時間** |
| 1－2歳 | **11－14時間** |
| 3－5歳 | **10－13時間** |
| 6－13歳 | **9－11時間** |
| 14－17歳 | **8－10時間** |
| 18－25歳 | **7－9時間** |
| 26－64歳 | **7－9時間** |
| 65歳以上 | **7－8時間** |

Foundation（国立睡眠財団）という米国の組織が提示している年齢別の睡眠時間の指針を紹介いたします。

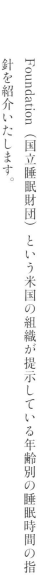

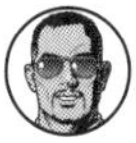

ちなみに、WHO（世界保健機関）も大人は平均して8時間の睡眠が必要だと明言している。雑だが、そう神経質になり過ぎても良くないので、この本を読んでいる読者の皆さんは8時間前後という数字を意識しておくといいだろう。

――なるほど、乳幼児や児童がたくさん寝なければいけないのは当然として、大人になってからも7―9時間ぐらいは寝る必要があるんですね。普通の会社員が朝6時ぐらいに起きるとすると、7時間寝るためには就寝時間が午後11時。通勤時間などを考えると平日はなかなか難しいかもしれませんね。

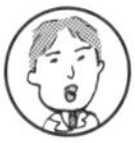

はい、そうなんです。先進国の人ほど睡眠時間が足りていないという調査があり、日本人の平均睡眠時間は6・5時間に過ぎないと言われています。さらに睡眠時間が6時間未満の人が40％以上もいると言われています。

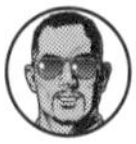

**量isキング**。何事においても一緒だが、質は量のあとに付いてくる。まずは細かいことは気にせず睡眠の絶対量を確保しよう。いろんな小技を使って睡眠の質を上げることにより睡眠時間を削ろうとかいう考えは捨ててください。**量isキング**です（大切なので二回目）。

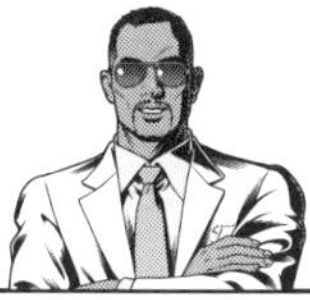

心を守る習慣1

# 最低でも7時間は寝る

Testosterone的重要度

★★★

エビデンスレベル

★★★

# いつ寝るのがベストなのか？

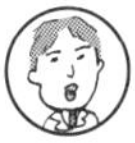

トータルの睡眠時間量を確保するだけでなく、寝る時間と起きる時間をそろえる、つまり**いつも同じ時間に寝て、同じ時間に起きる習慣をつけることが大事**です。

——そうした方が良さそうなのはなんとなくわかるんですが、なかなかできないんですよね……。

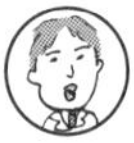

仕事や学校など社会的制約がある平日の睡眠と、制約のない休日の睡眠との差によって引き起こされる就寝／起床リズムのズレを「ソーシャル・ジェットラグ（社会的時差ぼけ）」と呼びます。ソーシャル・ジェットラグは現代の睡眠問題を引き起こす大きな課題の一つだと言われているのです。

——平日は会社や学校に行かなければいけないけど、休日はその制約がないので金曜日に夜ふかししたり、土日は朝寝坊したり、みたいなことですね。

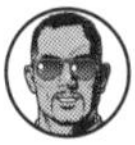

厳密に言うと違うんでしょうけど、一週間のうち就寝時間と起床時間に頻繁に2～3時間のブレがあるなら、それって2～3時間の時差がある国に行って時差ぼけが発生してるようなもんですもんね。

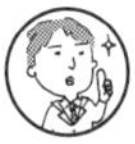

はい。睡眠に問題がない16人の男女（平均25・7歳）が、金曜の夜と土曜の夜に寝ていられるだけ寝て土日に朝寝坊をした場合と、平日と同じように寝た場合の平日の眠気度と疲労度を比較した実験があります。その結果、**眠気も疲労度も朝寝坊した翌週の方が強く、月曜や火曜に強かった**ようです。

――一度リズムがずれてしまうと、翌週の前半まで眠気や疲労感を引きずってしまうのですね。

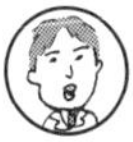

**休日の2日間朝寝坊をしただけで、体内時計が35―45分ほど遅れてしまう**ことも研究でわかっています。太陽の光を浴びる時間がずれることで、睡眠を誘発するメラトニンの

分泌時間がずれ、就寝時間もずれてしまうことなどが原因だと考えられています。

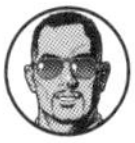

俺の体感の話になっちゃって申し訳ないんだけど、睡眠においてリズムってメチャクチャ大切なんですよ。毎日同じ時間に寝て同じ時間に起きるっていう。そのリズムを身体に叩き込むことで入眠のしやすさ、睡眠の質、爽やかな起床のリズムを作りこんでいくわけですが、平日と週末にズレが生じるとその度にリズムが崩れてしまいます。これはいただけない。**就寝と起床の時間は固定しましょう。**たったそれだけのことで睡眠体験が飛躍的に向上することをお約束します。ちなみに、さっきの久保くんの話じゃないけど、就寝時間が遅くなってしまってもぼくは必ずいつもと同じ時間に起きます。起床時間をずらしてしまうと翌日からリズムが崩れ、戻すのに時間がかかってしまうことを過去に何度も経験しているからです。

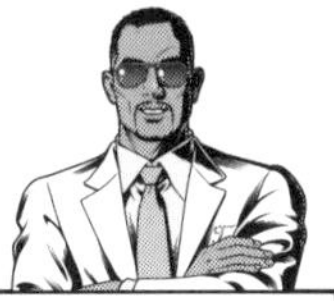

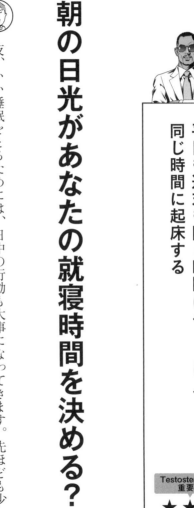

**心を守る習慣2**

## 平日も週末も同じ時間にベッドに入り、同じ時間に起床する

Testosterone的重要度
★★★

エビデンスレベル
★☆☆

# 朝の日光があなたの就寝時間を決める？

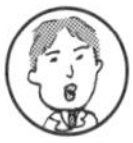

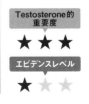

夜、いい睡眠をとるためには、日中の行動も大事になってきます。先ほども少し触れましたが、眠りを促すと言われているメラトニンというホルモンがあります。メラトニンと日光の関係について調べた研究によると、**朝、太陽の光を浴びることによって12—14時間後のメラトニン生成量が増える**とされています。そのため、起床後に日光を浴びることが夜の睡眠に良い影響を与える可能性があります。人工の光でも一定の効果がある

ようですので、逆に深夜にコンビニなどで強い光を浴びてしまうと、睡眠リズムに影響がある可能性があると考えられます。

——たとえば起床後の朝7時に太陽の光を浴びれば、14時間後の21時ごろからメラトニンの生成量が増えてくるので、いい眠りが期待できそうですね。

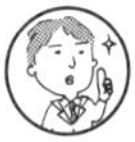

はい。さらにこの研究は、**太陽の光を浴びることで不安と不眠が改善される可能性がある**ことも示唆しています。

——そういえば朝、太陽の光を浴びると覚醒するというか、目がぱっと覚めるような感覚があるような気もします。

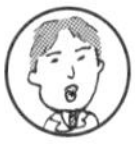

太陽光を浴びることは数分でも効果があり、雨や曇りで太陽が見えなくても光はちゃんと届くようです。人間の体内時計は24時間よりも若干長いと言われていて、太陽光を浴びることでそのズレを修正することができる可能性があると言われています。ただ、概日リズム、いわゆる「体内時計」に関連する時計遺伝子についてはまだわかっていない

ことも多いので、今後の研究を楽しみに待ちましょう。

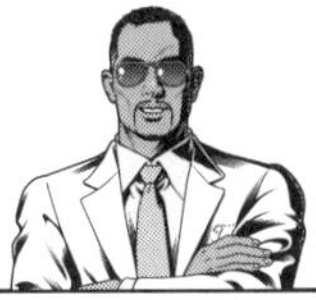

心を守る習慣3

## 日中に太陽の光を浴び、夜は強い光を避ける

Testosterone的重要度
★★★

エビデンスレベル
★★★

# 睡眠の質を高める運動習慣

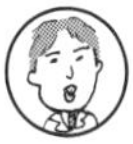

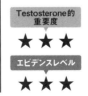

睡眠は、急速眼球運動（Rapid Eye Movement）を伴うレム睡眠とノンレム睡眠に分類され、ノンレム睡眠のうち，非活動状態であることを示す「徐行運転のようにゆっくりとした波形」の脳波が出現する睡眠を徐波睡眠と呼びます。徐波睡眠は一晩の睡眠のう

ち、もっとも深い眠りである最初の90分のうちに多く見られると言われており、熟眠感と関連があるとされています。Kubitz ら（１９９６）によると、**運動習慣ができると、徐波睡眠が長くなり、全体の睡眠時間も長くなる**ことがわかっています。

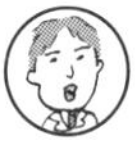

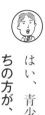

——つまり、運動するとよく眠れるということですか？

はい、青少年を対象とした運動と睡眠についての研究でも**高強度の運動をしている子たちの方が、睡眠時間が長かった**という結果が出ています。身体を動かすことによる心地良い疲労感が質の高い睡眠をもたらすと考えていいと思います。

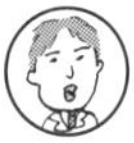

——これは納得感がありますね！

さらに、徐波睡眠が出現する睡眠の最初の90分間は自律神経を整え、骨や筋肉の発達に関連する成長ホルモン（ＧＨ）を分泌させるといった面でもとても重要だと考えられています。睡眠研究者の間では最初の90分を「睡眠のゴールデンタイム」と呼ぶこともあるようです。また、健常な男性では睡眠中のＧＨ分泌の約7割が徐波睡眠中であったと報告されています。

――運動をすれば徐波睡眠をきっちりとれるようになり、成長ホルモンの分泌にもプラスの効果が期待できるかもしれないということですね！

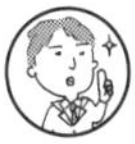

はい。ただ、運動すること自体は問題ないのですが、その時間帯については少し配慮した方がいいでしょう。**就寝1時間前にHIIT（高強度インターバルトレーニングのこと）やスプリントなどの激しい運動をすると睡眠の質が逆に下がってしまう**というメタアナリシスもあるからです。激しい運動というのは「運動しているときに話すことができないレベル」と考えればいいと思います。

――軽いジョギングとかならそんなに影響がなさそうですね。

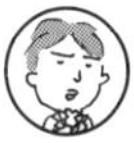

私たちの身体は「交感神経」と「副交感神経」という2つの自律神経の調節によって、呼吸や循環、内分泌機能などのバランスが保たれています。寝ている間は身体を休め、回復させる方向に働く「副交感神経」が優位になることが知られています。しかし激し

い運動をすると交感神経系が優位になって、身体の中心部の体温が上がったり、コルチゾールなどのストレスホルモンが分泌されたりします。そのため、寝る直前に運動するとスムーズに眠れなくなる可能性があるのです。

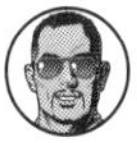

またまた個人的な体感の話になっちゃって申し訳ないんだけど、俺は割と激しめの運動を好むので、理想を言えば寝る4時間前、最低でも2時間前には運動を終わらせておかないと、交感神経が優位になっちゃって全然眠れない。個人差があるので、「最近眠りが浅いなぁ」と感じたら、要因の一つとして運動する時間帯に着目してみるぐらいの感覚で良いと思う。

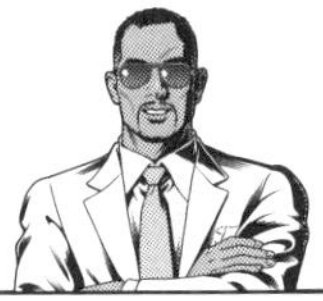

**心を守る習慣4**

## 睡眠の質を高めるために運動する（寝る1時間前からは激しい運動は控える）

Testosterone的重要度

★★☆

エビデンスレベル

★★☆

# カフェインと睡眠

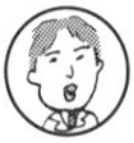

コーヒーやお茶、エナジードリンクなど、カフェインを含む嗜好品は睡眠に悪い影響を与える可能性があります。カフェインに覚醒作用があることは広く知られており、**眠気をもたらすアデノシンという物質がその受容体（アデノシン受容体）にアクセスするのをブロックすることで覚醒効果を発揮する**ことがわかっています。

——カフェインはそもそも眠気が発生するのを防ぐ効果があるんですね。

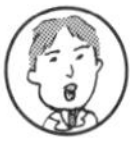

はい、もちろん節度を持って楽しめばいいのですが、睡眠との関係で言えば、付き合い方を考える必要があると思います。個人の体質によりますが、血中のカフェイン濃度の半減期（体内に入った物質が代謝や排せつなどによって半分に減るまでの時間のこと）は4～8時間とされているので、午後になったらコーヒーは控える、といったことも有効でしょう。

——確かにデスクワーク中や打ち合わせのときなど、コーヒーを惰性で飲み続けてしまうことがありますね。

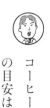

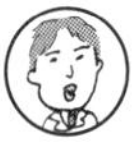

コーヒーやお茶、エナジードリンクなどカフェインを多く含む飲料のカフェイン含有量の目安は

**コーヒー……60㎎／１００㎖（コーヒー豆10g、熱湯１５０㎖）**
**インスタントコーヒー……57㎎／１００㎖（インスタントコーヒー２g、熱湯１４０㎖）**
**紅茶……30㎎／１００㎖（茶５g、熱湯３６０㎖）**
**せん茶……20㎎／１００㎖（茶10g、90℃のお湯４３０㎖）**
**エナジードリンク……約30㎎／１００㎖**

だとされています。たとえば午後5時ごろ、残業の前にインスタントコーヒーを1杯飲んで休憩したとしたら、人によっては午前1時になっても約30㎎のカフェインが体内に残存していることになります。もちろんカフェイン耐性には個人差があるので、特に影

響が感じられないという人もいると思いますが、コーヒーが好きで、寝つきが悪いという人は意識してみてもいいかもしれません。ちなみに、睡眠とは直接の関係はありませんが、欧州食品安全機関（ＥＦＳＡ）という機関は健康のために望ましいカフェインの摂取量を、

- 1日あたりカフェイン400mg未満
- 1回あたりカフェイン200mg未満

としています。こうしたことを頭に入れて節度を持って楽しむのがいいでしょう。

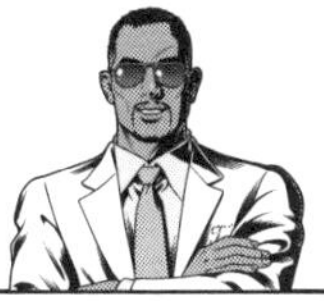

心を守る習慣5

## カフェインを取る場合は半減期を頭に入れて楽しむ

Testosterone的重要度

★★☆

エビデンスレベル

★★☆

## 「お酒を飲むとよく眠れる」は本当か？

——飲み会や晩酌など、夜にお酒を飲む習慣がある人は多いと思いますが、睡眠にはどういった影響があるのでしょうか？

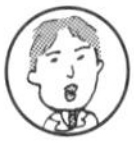

睡眠とアルコールの関係についてのレビュー論文（先行研究の知見をまとめたもの）によると、

- 少量のアルコールによって寝つきが良くなるが、その効果は長続きしない（3～7日で耐性がつく）
- 高用量のアルコールを飲むと睡眠の持続性が低下する
- アルコールを飲む人は日中の眠気が強くなっている
- 寝酒をする人はそうでない人に比べて疲れを感じやすい
- アルコールを摂取する睡眠時無呼吸症候群患者では、心臓発作、脳卒中、突然死のリ

**スクが高くなる**

ことなどが示唆されています。

——お酒を飲むと眠くなるので、そんなに睡眠に悪いというイメージはなかったのですが、あまりいい影響はなさそうですね。

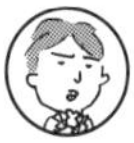

はい、適量のお酒を飲むことには確かにリラックス効果や入眠効果があるのですが、睡眠の質、という意味ではあまりいい影響はなさそうです。「寝酒」という言葉がありますが、アルコールには耐性があるので、同じ効き目を得ようとするとどんどんお酒の量が増えてしまい、アルコール依存症などにつながる可能性があるとも言われています。

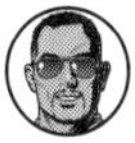

気持ちよく眠りたかったら酒飲むよか筋トレしようぜ！　俺はお酒飲まないけど毎日快眠してる！

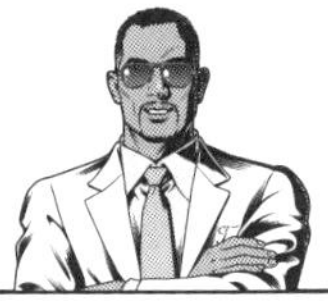

心を守る習慣6

**睡眠が持続しにくくなる、疲れやすくなるなどのデメリットがあるので、お酒はほどほどにする**

Testosterone的重要度

飲まないのでわからん

エビデンスレベル

★★☆

# SNSは「眠りの敵」になる可能性がある

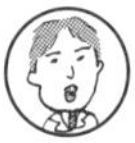

SNSと睡眠、メンタルヘルスの関係に着目した研究も出てきています。Scottら（2019）の研究は単なる「スマホやPCの使用時間」と睡眠やメンタルヘルスとの関係に焦点を当てるだけではなくて、どんなコンテンツを見ているか、どんな体験をしたか、といった点との関連性に踏み込んでいます。その結果、**TwitterやInstagramなどに依存したり振り回されたりするいわゆる「SNS疲れ」が睡眠と何らかの関連があるの**

**ではないか、**としています。

――まだはっきりしたことはわからないけれど、SNSの利用が睡眠に影響を与えてしまっているかもしれないということですか？

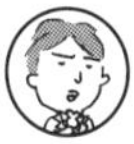

SNSを利用していると「俺だけ誘われてない……」とか「いいねの数を気にしちゃう」とか「あの人からいいねが来ない」みたいなささいなことが積み重なって疲れていってしまうのでしょう。この研究からSNSがただちに悪影響であると断定することはできないですが、良い睡眠をとるためには適度な付き合い方、適切な利用法を考えていく必要があると思います。それに、**スマホ使用時間が長いほど社会不安が高い、自宅でスマホを使い続ける人は仕事のストレスが回復しない、**という報告もあります。

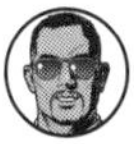

SNSに限らず、スマホって仕事の連絡とかもくるじゃないですか。スマホを絶たないことにはなかなかリラックスモードに入れないんですよね。自宅にいてもオフィスにいるみたいな。ぼくは寝る2時間前からスマホには触らないです。通知もオフにします。いつ誰から連絡がくるかわからないとソワソワして副交感神経が高まらない。**それが仕**

**事の連絡にしろ、気になる異性からの連絡にしろね**（意味深な顔）。

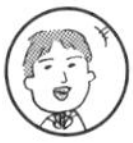

Testosteroneさん、気になる人がいるんですか？

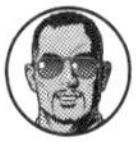

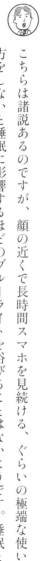

ごめんなさい。そう思われたくて言っただけで、**気になる人はおろか友達からも連絡きません。**泣いてません。今は筋肉に集中したいんで。

――（笑）。スマートフォンから出るブルーライトが睡眠に悪影響だという話も聞いたことがあります。

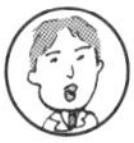

こちらは諸説あるのですが、顔の近くで長時間スマホを見続ける、ぐらいの極端な使い方をしないと睡眠に影響するほどのブルーライトを浴びることはないようです。睡眠との関係で言えば、ブルーライトよりもスマホを触ることによって脳を刺激してしまう、という側面が大きいのではないかと思われます。

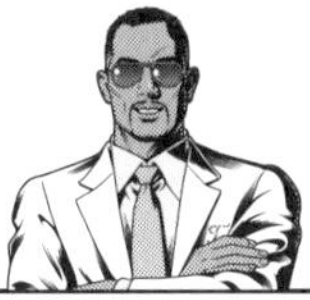

心を守る習慣7

## 寝室にスマホを持ち込まない

Testosterone的重要度

★★★

エビデンスレベル

★☆☆

# 寝不足は自分への虐待と同じ

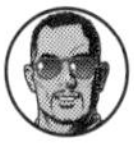

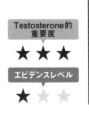

最後にこれだけは言わせてください。睡眠について熱く語ってきましたが、ここまで読んだ読者から、「7時間眠れとか、就寝と起床の時間を合わせろとか、できるんならとっくにそうしてるっての！　できないから困ってんの！」という声が聞こえてくるようです。そんなあなたに言いたい。あなた、まだまだ睡眠に対する認識が甘い。**海外のバニラ味のプロテインぐらい甘い！**

――確かに海外のプロテインはメチャクチャ甘いですが……。

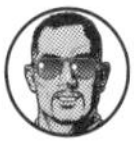

仕事や趣味に時間を使って、余った時間で寝るという発想が根本的に間違っています。**睡眠を軸に生活すべきなんです。** まず、7時間睡眠（理想は8時間）を死守すると決める。この7時間を絶対に譲らないために、1日は24時間ではなく7時間を引いた17時間と考えるのです！ 24時間と考えるから時間配分が大雑把になり、睡眠時間が犠牲になります。あなたには17時間しかない。17時間の枠内で時間配分するのです。

もちろん、緊急の仕事や育児など、どうしようもない事情もあるでしょう。ただ、もしそれが一時的なものではなく、ずっと続くようなら職業や環境そのものを変えることを考えるべきです。睡眠不足が身体に与える悪影響を考えると**寝不足は自分で自分を虐待しているようなもの**です。睡眠を削って自律神経やホルモンバランスが崩れるとすべてが一気に狂い出します。精神、肉体、免疫力、集中力、記憶力、文字通りすべてです。長期的に考えれば、睡眠時間を優先することが絶対正義だと言って間違いないのです。

## [睡眠編 まとめ]

- ▶最低でも7時間寝ろ！
- ▶365日、同じ時間に寝て同じ時間に起きよ！
- ▶起床後に日光を浴びよ！
- ▶運動しろ！ でも寝る1時間前に追い込むのはなし！
- ▶酒はほどほどに、コーヒー飲むなら寝る時間から逆算して飲め！
- ▶夜は強い光を避けるべし！
- ▶寝室にスマホを持ち込むべからず！

**睡眠は筋トレをも超える最強のソリューション！おやすみなさい**

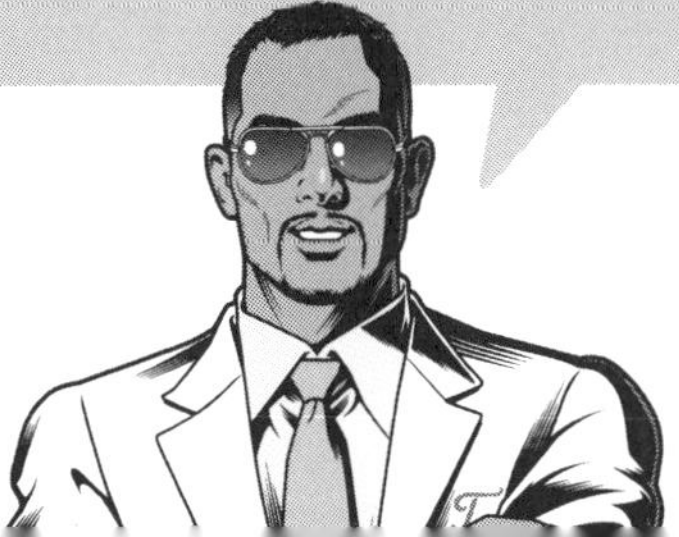

# 運動はハッピーな人生の基盤になる

# 運動とメンタルヘルスの密接な関係

――運動とメンタルにはどのような関連があると言われているのでしょうか？

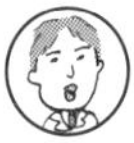

運動とメンタルの関係については、アメリカで１００万人規模の研究が実施されています。２０１１年から15年にかけて行われたこの調査では、**運動を行っていない人より、行っている人たちの方が、精神状態が良い日の割合が40％多かった**ようです。

――運動習慣のある人の方が、気分良く過ごしている割合が多いということですね！どのような実験だったのでしょうか？

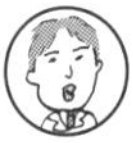

対象者にアンケートを行い、１カ月間のうち、「精神的に健康に過ごした日数」を比較しています。本研究では医師の診断で精神状態を判断しているわけではなく、自己評価で自分の精神状態を報告してもらっているので、その部分は割り引いて考える必要があ

## 運動とメンタルの関係

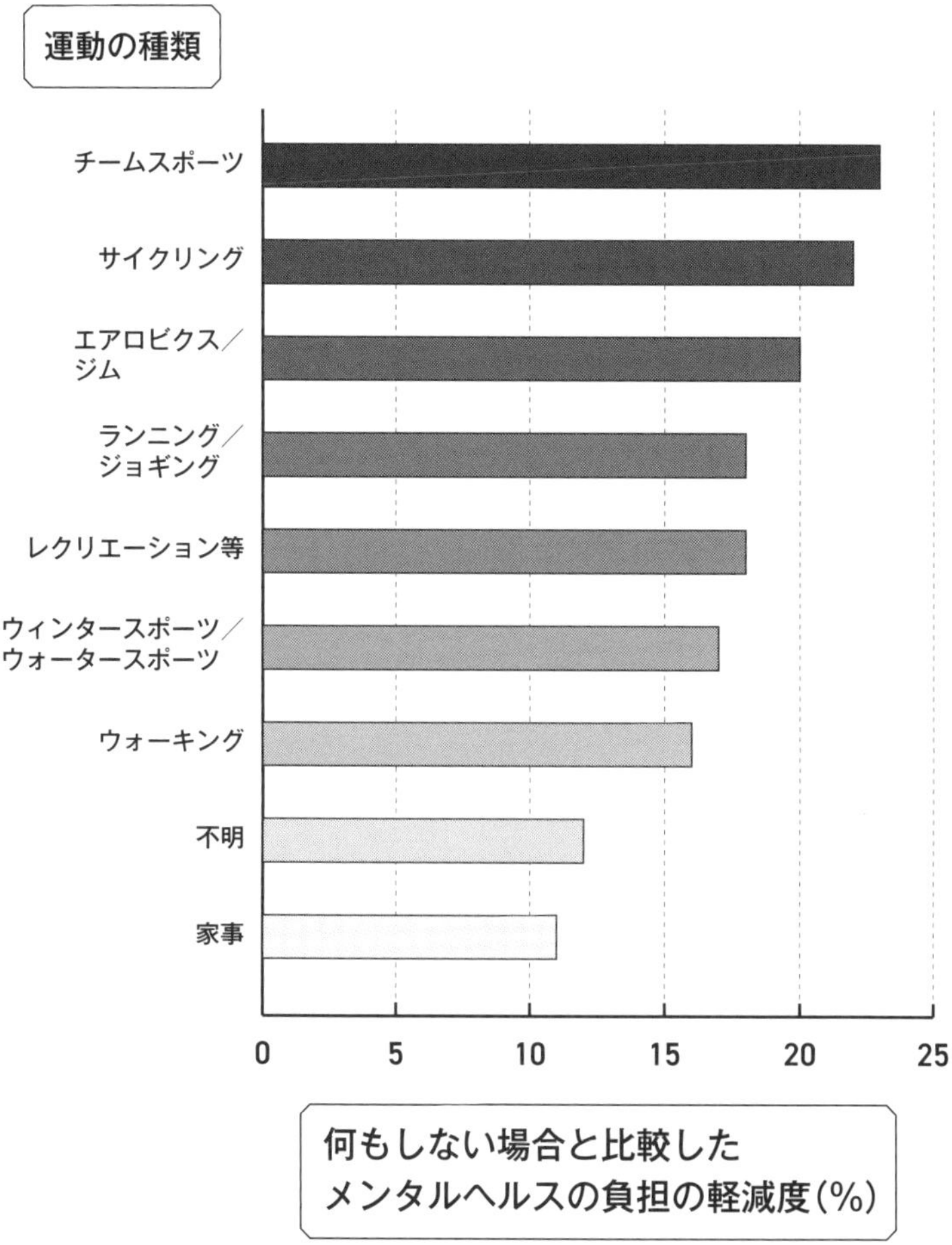


（Checkroudらの文献を基に作成）

るかもしれません。

――「運動」というのはどんなものを指しているのですか？

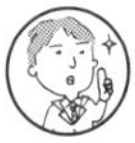

はい、この研究が面白いのは、対象者が行っているスポーツやエクササイズの種類ごとに、精神衛生向上への貢献度を調べていることです。特に①チームスポーツ②サイクリング③ジムアクティビティ④ランニング／ジョギング、を行っている人の精神状態が良くなっています。

――メンタルにいいスポーツがある、という理解でいいのですか？

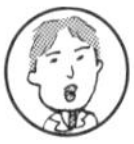

ここからはぼくの推察になりますが、チームスポーツやジムアクティビティは人と接する機会が非常に多いので、その中の会話などが落ち込んでいる心を癒してくれるのではないでしょうか。ランニングやジョギング、サイクリングに関しては、道中で出会うきれいな景色や、終わったあとに楽しむおいしい食べもの、やりとげた達成感などが貢献していると予想します。

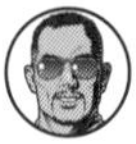

人との関わりや触れ合い（ボディタッチ）で幸せホルモンと呼ばれるオキシトシンの分泌が促されるので、俺も久保くんの考察に賛成だな。オキシトシンは心を癒したり、体の痛みを和らげたりする働きがあるとされるホルモン。犬や猫と触れ合うことで分泌されることも研究でわかっている。**俺はバーベルやダンベルに触れることでもオキシトシンが分泌されると確信しているので**、今か今かとエビデンスが発見されるのを待っている。バーベル！　ダンベル！　好きだ！　結婚してくれ！

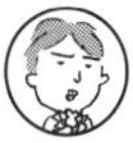

……（また滅茶苦茶なこと言ってやがんな……）。

——運動をすることそのもの以外の要素が大きいということなのでしょうか？

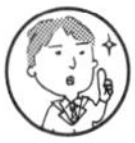

いえ、運動をすることそのものが、精神状態の向上に対して一定の効果を望めます。ただ、同時に運動に付随する他の要素による相乗効果も見逃せないのではないか、ということです。ですから、**義務感から運動に取り組むのではなくて、自分が好きなスポーツやエクササイズを好きな人たちと一緒にやるのが効果的**だと思います。

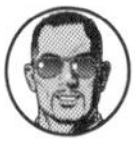

何事も嫌々やっていたら続かないし、ストレスになるだけだからね。俺は筋トレを超おすすめしたいけど、筋トレが楽しくないどころかストレスになっちゃうぐらいなら他のエクササイズ、たとえば水泳とか、マラソンとか、なんでもいいから自分が楽しめるものを探すといいよ。**楽しむことが一番大事。**

——ちなみにこの研究ではどれぐらいの運動をすれば良いのか、ということについては言及されているのでしょうか？

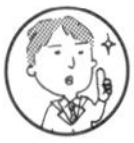

考察の中では、**「運動時間が一週間で6時間を超えるとメンタルヘルスが悪化する」**としています。Uカーブと言って、ある一定の量では効果があるけど、過度にやってしまうと逆効果になるよ、というパターンですね。

——なるほど、Testosteroneさんの言うように楽しめる範囲で取り組むのが良さそうですね！

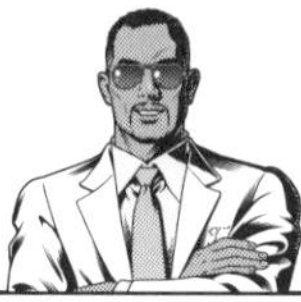

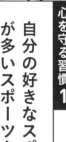

心を守る習慣1

**自分の好きなスポーツや、人と関わることが多いスポーツを定期的に行う（1週間に6時間以内を目安にする）**

Testosterone的重要度 ★★☆

エビデンスレベル ★★★

# 不安な人ほど運動をするべき理由

――運動そのものの効果についてもう少し詳しく教えてもらえますか？

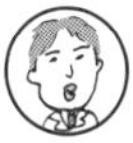

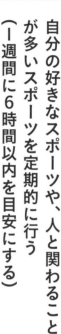

運動とうつ病の薬の効果を比較した研究があります。ある研究では、週3回、30分間、全力の70－85％の強度でウォーキングかジョギングを行った場合、薬と同じぐらいうつに対する効果があったそうです。〝薬と同じぐらい〟という表現が曖昧で少し誇張気味

な印象も受けるのですが、この研究においては、有酸素運動はうつ病に対して効果があるという結果が得られたんだな〜ぐらいの認識でいると良いと思います。追跡調査では、毎週50分運動すると、うつになる確率が50%低下したとも報告されています。

――ウォーキングやジョギングを趣味にしている人は多いですが、身体の健康面だけでなく心の健康にもいい影響があるのですね。他にはいかがでしょうか？

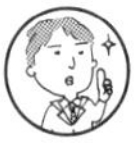

運動と「不安」との関連性についても多くの研究があります。チリの高校生を対象にした研究では、週3回、90分の激しい運動をさせたグループと週に1回、90分間通常の体育の授業を受けたグループを比較しています。その結果、**激しい運動をしたグループは14%不安度が下がった**（後者はわずか3%）そうです。

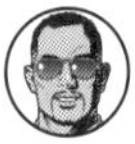

チリの高校生たちの気持ちわかるわ〜。俺もね、不安で頭がいっぱいになると激しい筋トレをするの。そうすると筋トレしている間は不安を感じる余裕なんてないから、脳から不安が消え去るわけよ。**脳の機能を強制終了させる**感じ。でね、筋トレが終わるとまた脳機能が復活するので不安が襲ってくるかと思いきや、筋トレする前より

確実に不安が弱まるの。筋トレすることで分泌が促されるホルモンであるテストステロン、セロトニン、ドーパミン、ノルアドレナリン、エンドルフィン等のホルモンがドカーンと不安をぶっ飛ばしてくれるんだよね。筋トレするたびに「**不安に根源なんてないんだな～。気分やホルモンバランスの問題なんだな～**」って何度も実感してるよ。

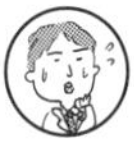

「Testosteroneさんの言うことも一理あるとは思いますが、安易に因果関係を断定するのはやめてもらえますか？　ホルモン分泌に関してもさまざまな研究がされていますが、まだまだエビデンスが足りていない状況です。そういう発言は無責任です。

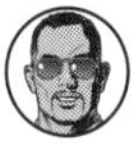

はい！　久保博士！　反省します！　今後どんなコメントをしても久保博士に厳しいツッコミを入れられると思うと**不安でしょうがない**ので、因果関係を探るために激しい筋トレに行ってきます！　私を研究してください！　出席番号一番！　テストステロン！　行きます！

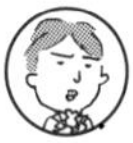

……（コイツぜんぜん反省してねーな……）。

——久保さん、お題に集中しましょう。やるべき運動の頻度や強度についても教えてください。

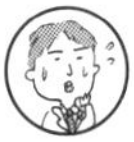

あ、はい。これも一概には言えないのですが、こうした研究では、**「週3回」が目安になっていることが多い**ようです。

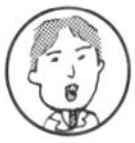

——なるほど、でもこれから運動を始めようという初心者にとって週3回、各30分間ずつ運動する、というのはなかなかハードルが高い気がしますね……。

ぼくもそう思います。スポーツ関連の研究論文を漁っていると感覚が麻痺しがちなのですが、ビジネスパーソンなど一般の方にとって、運動を頻繁に行うことはとても難しいと思います。ストレスを抱えないよう週3回はあくまで最終目標に設定して、できる範囲で一歩を踏み出すのがいいと思います。

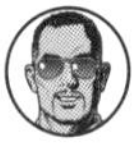

俺レベルになると、週6回は運動しないと逆にストレスがたまる。週に1回だけ休む理由としては、**週7でジムに行くとジムが疲れちゃう**から、ジムに1日だ

けお休みを与えてあげている（ほめてほしそうな顔）。

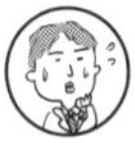

……。

――……。

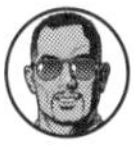

俺は週7でもいいんだけどね。ほら、ジムがね。疲れちゃうから（みんなの顔をじっと見つめる）。

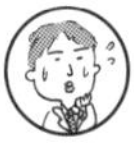

……。

――……。

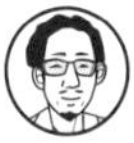

Testosteroneさんはさておき（笑）。週に一度、家の周りを散歩するぐらいから始めるだけでもポジティブな効果が期待できます。心のバランスを崩しやすい人は特に「やらなければいけない」と思い込んでしまいがちですので、スモールスタートを心掛けると

良いと思います。

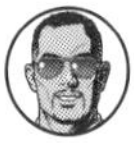

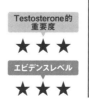

あージムさえ良ければ週7で筋トレしてーな～（チラッ）。

（一同）コイツまだブツブツ言ってこっちの反応うかがってやがる……。

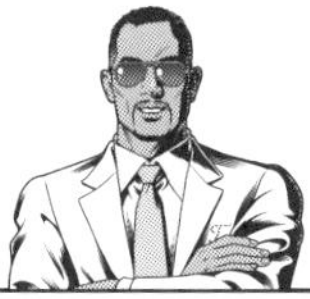

**心を守る習慣2**

## できる範囲で運動を始め、最終的には週3回、30分ほどの運動習慣を身につける

Testosterone的重要度
★★★

エビデンスレベル
★★★

# 運動で解決するさまざまな不調

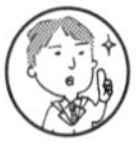

運動とうつの関係についてはこんなレビュー論文もあります。Ｐ99の表はうつによってリスクが高まる因子のうち、運動によって改善がみられることが示唆されているものになります。

——これは運動によってうつそのものが改善するという側面ではなくて、うつによって起き得るさまざまな不調に対して、運動が効果を発揮する可能性がある、という点に着目しているんですね。

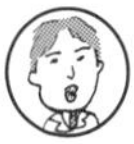

その通りです。うつによって上昇するリスクに対して、運動には一定の効果が認められるようです。ちなみに、うつは喫煙を誘発しやすいとも言われていますが、運動は禁煙には貢献しないそうです。

——なるほど運動しても禁煙はできないんですね。第1章では肥満や体脂肪の過多などがうつを引き起こすかもしれない、といった見方から検討しましたが、うつそのものがこういった症状を招くこともあるのですね。

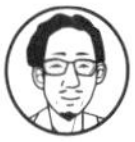

はい、繰り返しになりますが、因果関係の方向性については双方向があり得ると思います。

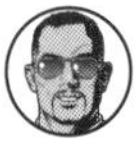

**すみません！** 筋トレの話があまり出てこないんですが、筋トレの話はないですか？（不安そうに）

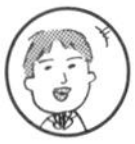

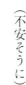

言うと思っていました。レジスタンストレーニング、つまり筋トレとメンタルヘルスについての研究も徐々に数が増えています。Singhら（1997）によると、**80%1RM（※**1回持ち上げるのが限界、という重さの80%。MAX50kgなら40kg）**で週に3回筋トレを行った高齢者は10週間後には落ち込み感（Depression）が低下。その効果は20週間も続いた**と言います。ちなみに1回のトレーニング内容は「**5分のストレッチの後に80%1RMを8回3セット**」というものだったそうです。

## うつによってリスクが高まる因子のうち運動によって改善がみられることが示唆されているもの

### 肥満／過体重

Depression は肥満になるリスクを 37% 上昇させる。
特にそのリスクは若年、中高齢の女性で高い。

### 2型糖尿病

Depression は２型糖尿の罹患リスク向上と関連している。

### アンバランスな食事

アンバランスな食事はDepressionと関連する可能性がある。

### 血液指標（メタボ指標、高血糖、高脂血症）

Depression はメタボ指標、高血糖、高脂血症と関連がある。
→運動は HOMA-IR（インスリン抵抗性指数。２型糖尿病と関連する）、HbA1c（グリコヘモグロビン。平均血糖値を反映する）、TG（中性脂肪）、APOA1（脂質代謝に関連するタンパク質）を下げ、HDL（善玉コレステロール）レベルを上げる。

### 自律神経失調

Depression は心拍変動を小さくする
→運動は心拍変動を大きくさせる。

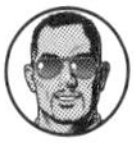

久保！　お前もやっと相手のニーズに応えられる立派な研究者になってきたじゃないか！　俺のたゆまぬ指導がやっとお前をここまでの男にしたんだな！　俺はうれしいぞ！

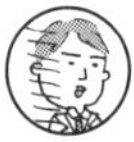

（呼び捨て）（上から目線）（恩着せがましい）とかウザいおっさんの鏡かよ（ボソッ）。

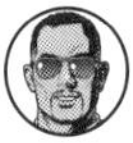

ん？　なんか言った？（ご満悦スマイル）

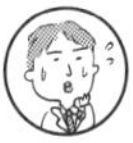

いえ、なんにも。

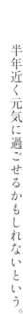

——20週間というと約5カ月だからすごい効き目ですね。2カ月半トレーニングすると半年近く元気に過ごせるかもしれないという。

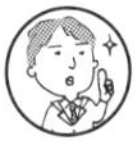

筋トレの強度を比較した研究もあります。**高強度（80％1RM）と低強度（20％1RM）の筋トレを比較すると、高強度で行ったときの方が落ち込み感の低減が大きかった**そうです。さらに、筋力の向上と落ち込み度の低減は高強度で行った群にのみ観察されたとしています。

――重いものを持ち上げれば持ち上げるほど落ち込み感が減って、ついでに筋力も上がったんですね！

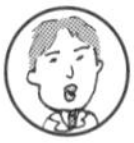

はい、この研究ではそういう結果が出ていますね。ただ、80％1RMというのはあくまでも個々人にとっての80％1RMなので、必ずしもメチャクチャ重いものを持ち上げないと効果がないというわけではありません。各個人にとっての重たい重量でいいのです。100kg持ち上げられる人にとっての80％1RMは80kgですし、50kg持ち上げられる人にとっての80％1RMは40kgになります。

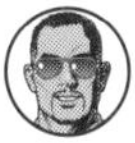

重たいのばっかりやってるとケガしちゃうからね。やってくうちに重量と回数の適度なバランスを見つけるといいよ。俺なんて重ためのデッドリフトでぎっくり腰3回やっててさ。ぎっくり腰。みんなやったことある？　**あれマジ人生観変わっから。**ピーク時には「俺はもう二度と立てないんじゃないか……」と思うほどの激痛に襲われて、今まで他人のぎっくり腰を笑ってきた自分が走馬灯のように駆け巡りそんな自分を恥じ、普通に生活できるレベルにまで回復したときの感動と言ったら**「クララ、、クララが立った！！！」と同等**だから。これは俺の持論なんだけど、人はぎ

っくり腰を経験して初めて一人前になると思うんだよね。ぎっくり腰を経験して初めて人の痛みに敏感になり、優しくなれる。久保くんもそう思わない？ デッドリフトの話をしたらデッドリフトがしたくなってきたのでデッドリフトに行ってくるね。

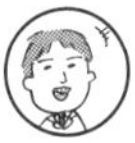

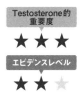

話も行動も脱線しすぎっす（笑）。

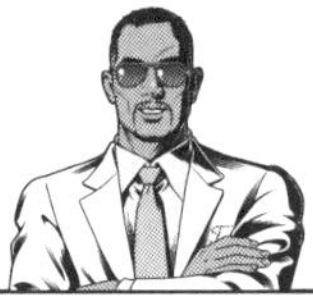

**心を守る習慣3**

## MAXの7～8割ぐらいの重量を使用して筋トレをする

Testosterone的重要度 ★★★

エビデンスレベル ★★☆

# 心に効くのは有酸素運動か、筋トレか

——ちなみに、有酸素運動と筋トレではどちらが効果的だと考えられるのでしょうか？

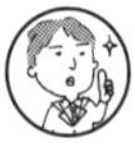

Singhら（1992）によると、有酸素運動であるスイミングと筋トレを比較した場合、どちらを行ったグループも何もしない群よりも落ち込み度の低減が観察されています。また、**スイミングと筋トレを両方行った群はより大きな低減が観察された**そうです。

——なるほど、どちらも落ち込みに対してポジティブな影響があり、なおかつ両方やることによる相乗効果もあったのですね。

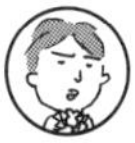

現実的には筋トレもやって、スイミングもやって、というのはなかなか大変なので、結局はその人にあった方法を探すのがいいと思います。それにどんな場合でも「運動しろ、運動しろ」というのはぼくとしてはちょっと違うのかなと思います。

——え？　そうなんですか？

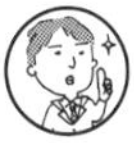

こんな研究もあります。ひざの関節炎を持つ439名を対象としたPennixら（2002）

の報告では、他の研究とは異なり、筋トレではなく有酸素運動を行った群でのみ落ち込み度の低減が観察されたそうです。

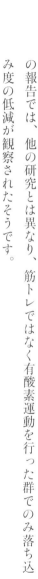

——確かにひざが痛い人は、筋トレはしにくそうですが……。

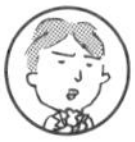

こういった研究はとても貴重で、**対象者が置かれた状況や体調などによって最適な対処法は変わってくる**ということがよくわかるのではないでしょうか。関節に不調があって筋トレをストレスフリーに行える状況でない人でも、有酸素運動をすれば改善する可能性がある、という意味でもとても重要な示唆だと思います。それに、**筋トレと有酸素運動では落ち込み度の低減はさほど違いがない**という研究もありますね。

——有酸素VS筋トレはダイエット論争などでもよく戦争状態になりますが、メンタルとの関わりから言うと甲乙つけがたいようですね。

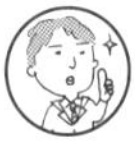

今回改めていろいろな研究を見ていてわかったのが、一概に「筋トレがいい」「有酸素がいい」ということは言えないということでした。基本的にどのレビューにも書かれて

いるのですが、筋トレにせよ有酸素運動にせよ、運動様式や運動量、狙いなどの種類が無限にあるので、単純に比較することは難しいと言えるでしょう。

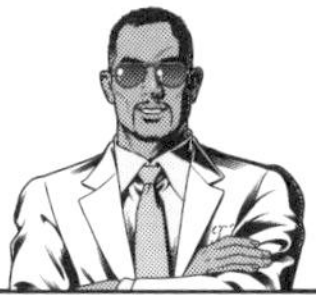

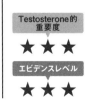

**心を守る習慣4**

**ストレスフリーな運動習慣を見つける。筋トレでも有酸素でも両方でも可**

Testosterone的重要度
★★★

エビデンスレベル
★★★

## 運動がストレスになるのは本末転倒

——なるほど！　盲目的に「筋トレしろ」「走れ」というのも違うということですね。

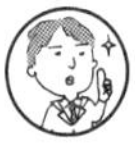

はい、誰でも運動さえすれば大丈夫、というほど単純な問題ではないでしょう。北京にある大学の約1000人の生徒が参加した研究では、身体活動と睡眠と落ち込み感(Depression)との関連を調査しています。その結果、すべての対象者において身体活動と、睡眠および落ち込み度合いの関連がみられました。ただ、その結果を男女別で分けてみると、**男性に関しては中高強度の身体活動と落ち込み度合いが関連していましたが、女性ではその関連がみられなかった**と言います。

——女性にとっては運動の効果が薄いのでしょうか?

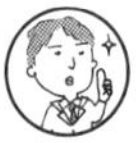

必ずしもそう言い切れるわけではありませんが、この研究から考えられることは、**特に女性は中高強度の運動を無理に行うのではなく、自分のストレス解消になるような運動を見つけて行うことがいいのではないか**ということです。運動それ自体がストレスになってしまってはどうしようもないですからね。

——なるほど! プロのスポーツ選手でも心のバランスを崩すこともあるわけで、運動していさえすれば万事OKというわけではないですよね……。

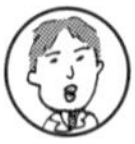

はい。ただ、**運動がメンタルに大きな効果をもたらすことを示唆する研究が多数あることも間違いない**ので、そこは改めて強調しておきたいと思います。ところで、Testosteroneさんデッドリフト行ったきり帰ってこなかったですね。ぎっくり腰でもやったんでしょうか（笑）。

## [運動編 まとめ]

▶好きなスポーツを週6時間以内で楽しめ！

▶筋トレは「MAXの7-8割の力で8回3セット」を基本にしろ！

▶筋トレOK！ 有酸素でもOK！ ストレスフリーな運動習慣を見つけよ！

▶週3回、30分の運動習慣をつけることを目指せ！

▶筋トレが精神に良いというエビデンスは今後山のように出てくる（希望的観測）

**運動がストレスになったら本末転倒だ。楽しむことを忘れずに！**

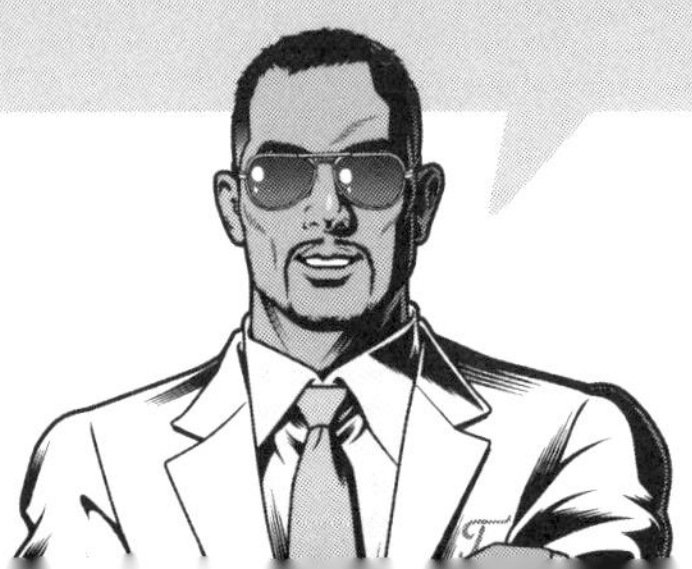

# 第2部

# 超ストレス社会を生き抜くメンタルの教科書

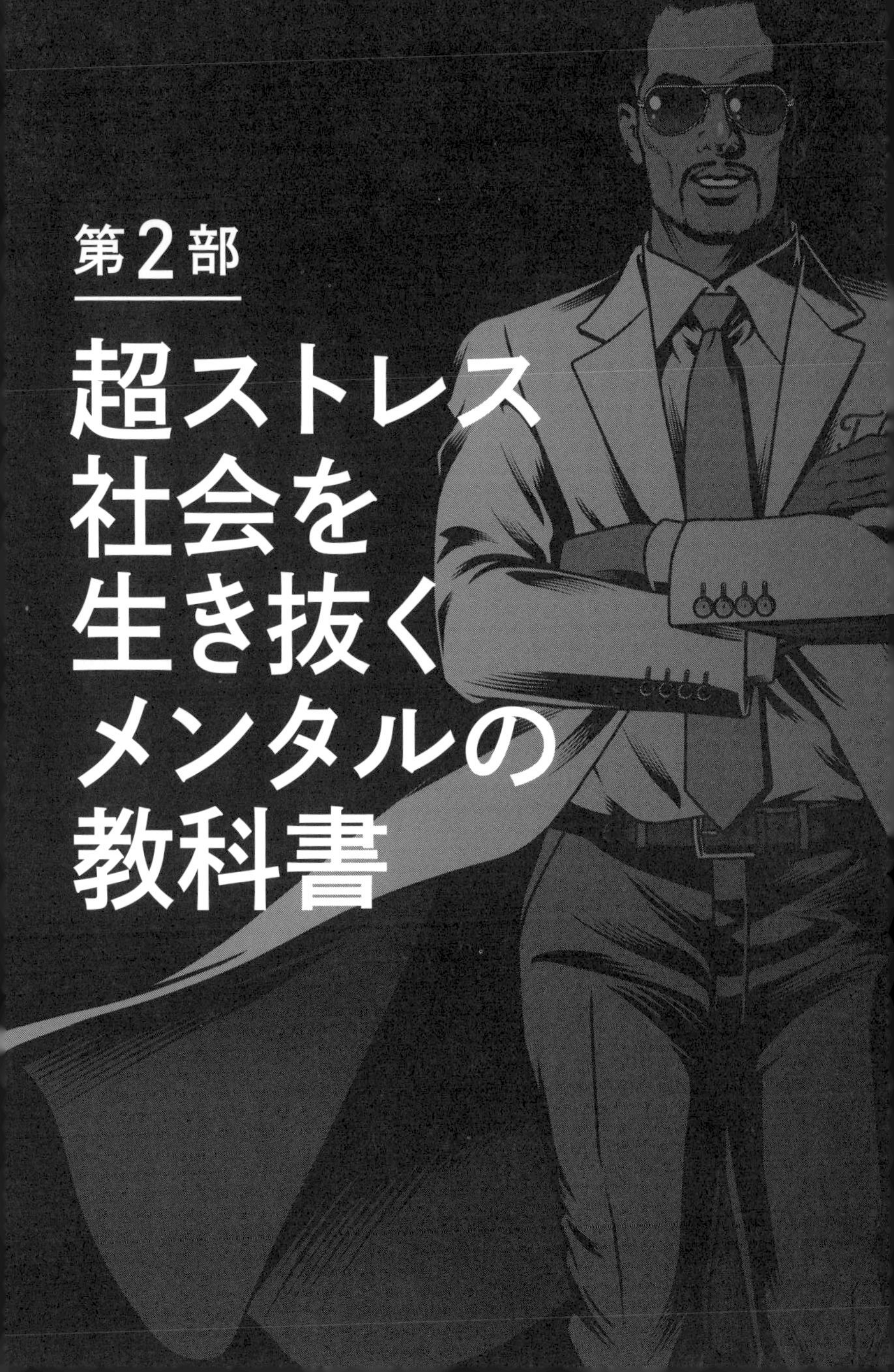

# なぜメンタルヘルスの知識が必要なのか

どんなに生活習慣に気を付けていても、心の不調に襲われることは誰にでも起こり得る。大規模な国際共同研究によると、日本人の5人に1人が一生のうちに何らかの心の病を患うという。自分自身以外でも、家族や恋人、友人が苦しむ可能性だってある。メンタルヘルスの問題は誰にとっても他人事ではないのだ。自衛のため、大切な人を守るため、そして心を患ってしまった人々を無意識のうちに傷つけてしまわないため……。**メンタルヘルスの知識は現代人に求められる最低限の教養**だと俺は思っている。にもかかわらず、日本ではメンタルヘルスに関する知識や理解が一般層に浸透する気配が一向にない。**自分が患うまで誰も勉強しようとしない**のだ。

「うつは甘え」に代表される、メンタルヘルスに対する理解があまりにも足りていない発言がいまだに市民権を持っている。さらに、心の不調は甘えであり、自己管理不足であり、自己責任であるみたいな空気も依然としてある。ため息が出ちゃうよね。本当にあり得ない。**そんな空気なら空気を読まずドンドンぶっ壊し**

**ていきたい。**

というわけで、第2部では岡先生の力を借り、メンタルヘルスとは何か、について詳しく解説していく。代表的な症状や治療法、考えられる対処法などについて、できる限り平易に記したつもりだ。

心の問題については、気軽に相談できる専門家や専門機関が周りに多く存在しなかったり、相談のハードルが高いと感じてしまう人が多かったりという理由で、一人で思い悩んでしまう人が多い傾向がある。だが、**間違った情報を基にした意思決定は本当に危険だ**ということを覚えておいてくれ。出所や根拠のはっきりしない本やネットの情報を鵜呑みにして自己流で対応することだけは絶対に避けてほしい。

また、巻末では心の病気の疑いがある人が気軽に相談できる専門家や専門機関の紹介もしている。本書を読むだけでもそれなりの知識が身につくような内容になっていると自負しているが、本当につらいときはやはり実際に専門家と話すのが一番である。なにより、**困ったときは救いの手が用意されている**ということをより多くの人に知ってほしい。医療だけでなく、行政にも相談窓口があるし、職場や学校にも産業医やカウンセラーによる相談窓口を設けているところもある。**大丈夫。あなたは一人じゃない。**いざ自分や身近な人にメンタルヘルスの問題が襲い掛かってきても焦らず落ち着いて叩き潰せるように、第2部でメンタルヘルスに関する知識をたっぷり蓄えておこうではないか。

これが眠れない!!
うわっ ヤバ! え? これ リーダー 作ったやつ?
そう! ありえなくない?
ヤバいよっこれ あいつ 何年目だよ!
しかも これ作るのに 午前中 まるまる 使ってたし


第1章

# 〇〇が嫌で仕方がない

## 適応障害

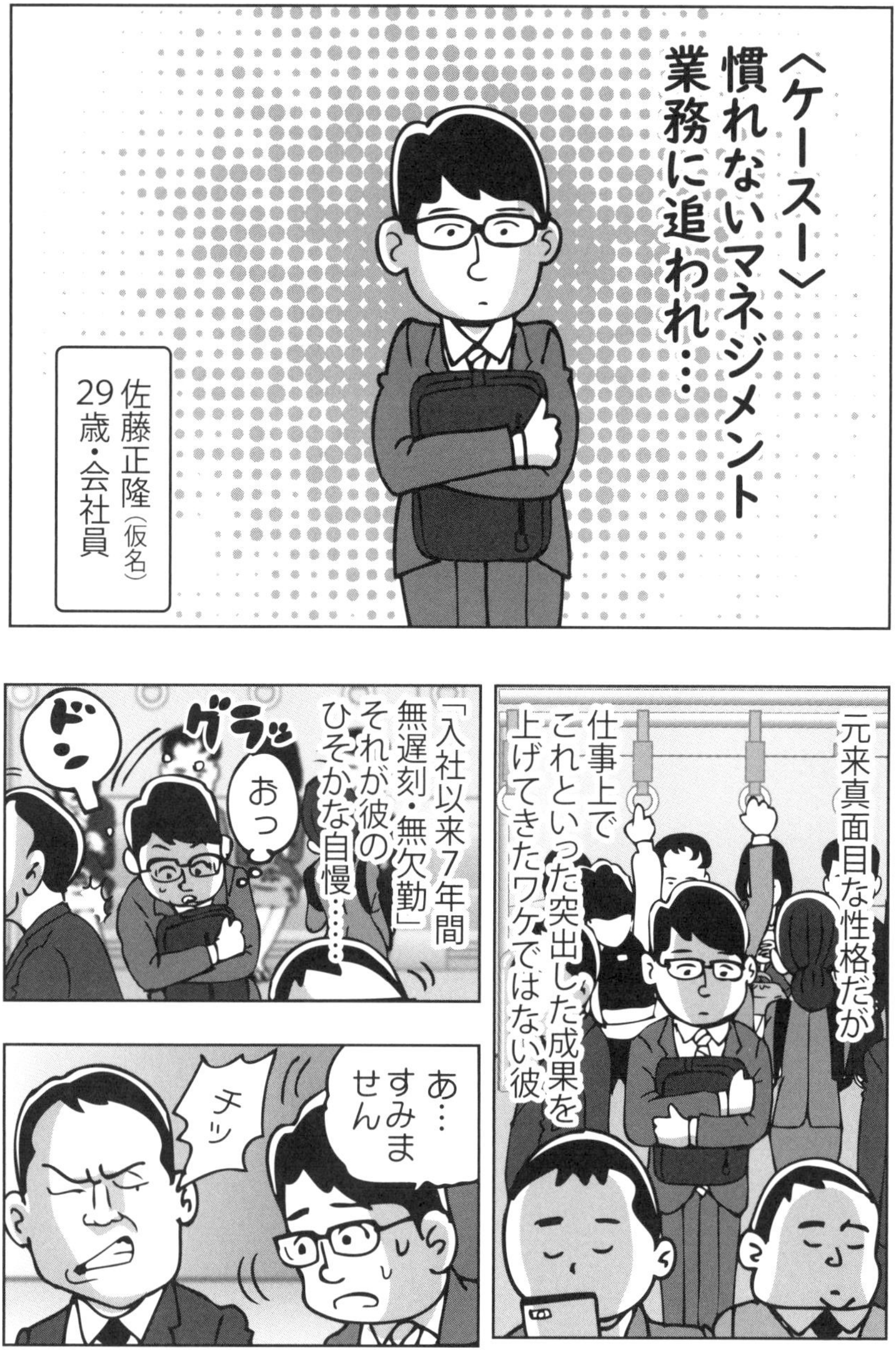
〈ケース1〉
慣れないマネジメント業務に追われ…
佐藤正隆（仮名）
29歳・会社員
元来真面目な性格だが
仕事上でこれといった突出した成果を上げてきたワケではない彼
グラッ
ドン
おっ
「入社以来7年間無遅刻・無欠勤」
それが彼のひそかな自慢……
あ…すみません
チッ

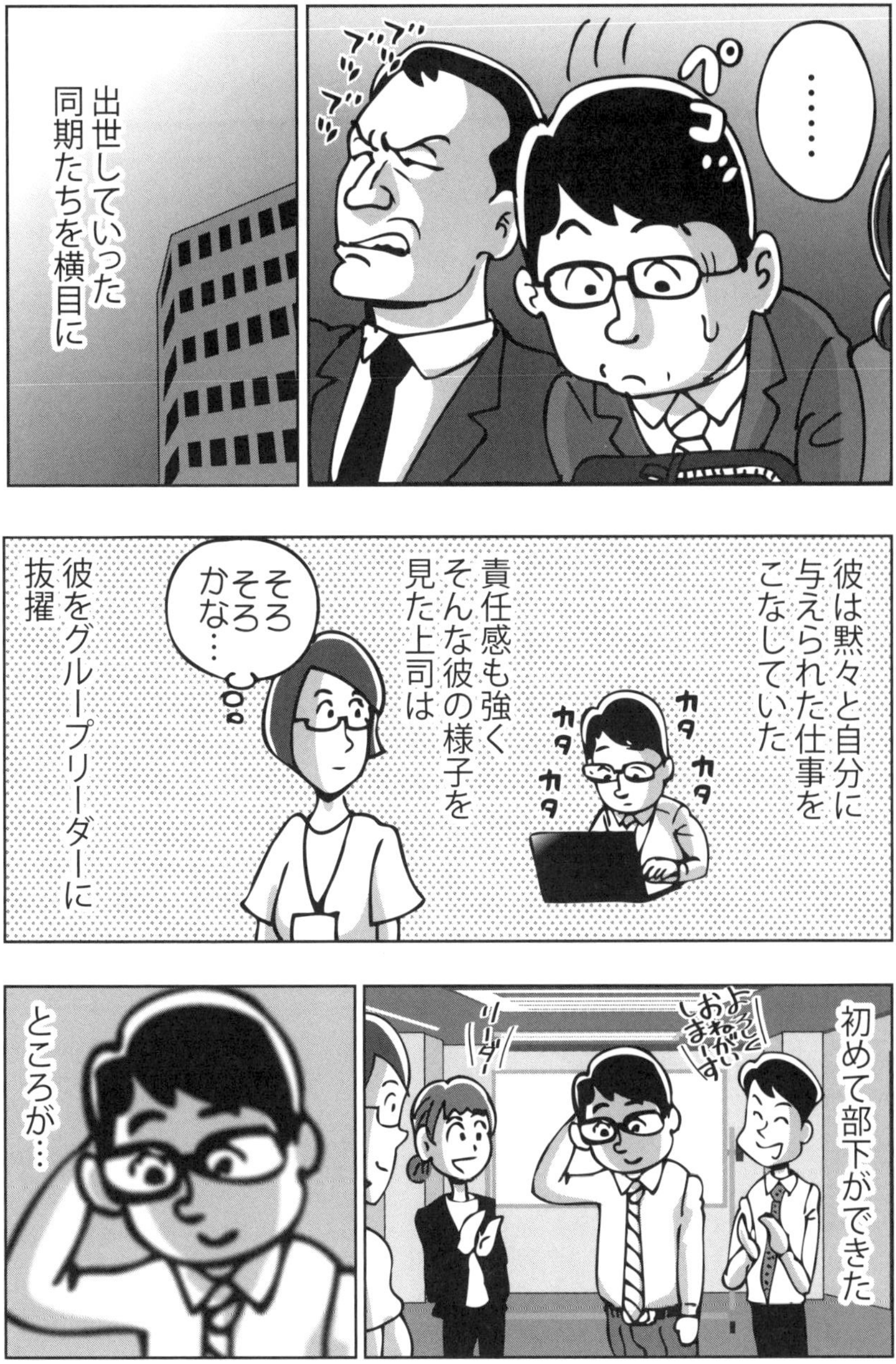
……
ペコ
ブツブツブツ
出世していった同期たちを横目に
彼は黙々と自分に与えられた仕事をこなしていた
カタカタカタカタ
責任感も強くそんな彼の様子を見た上司は
そろそろかな…
彼をグループリーダーに抜擢
初めて部下ができた
よろしくおねがいします
リーダー
ところが…

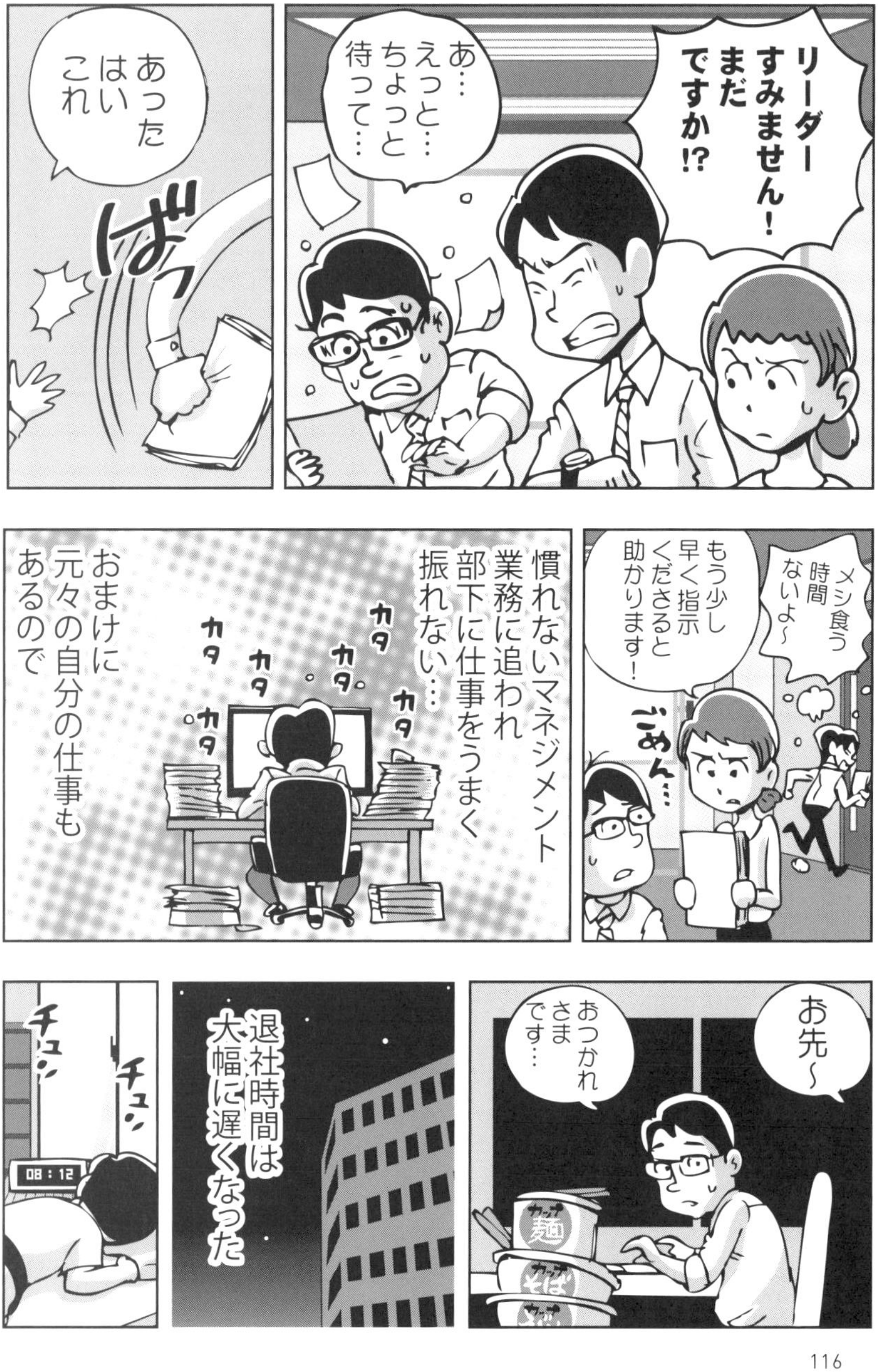

リーダーすみません！まだですか!?
あ…えっと…ちょっと待って…
あったはいこれ
ばっ
メシ食う時間ないよ〜
もう少し早く指示くださると助かります！
ごめん…
慣れないマネジメント業務に追われ部下に仕事をうまく振れない…
カタカタカタカタカタカタ
おまけに元々の自分の仕事もあるので
お先〜
おつかれさまです…
カップ麺
カップそば
退社時間は大幅に遅くなった
チュン
チュン
08:12

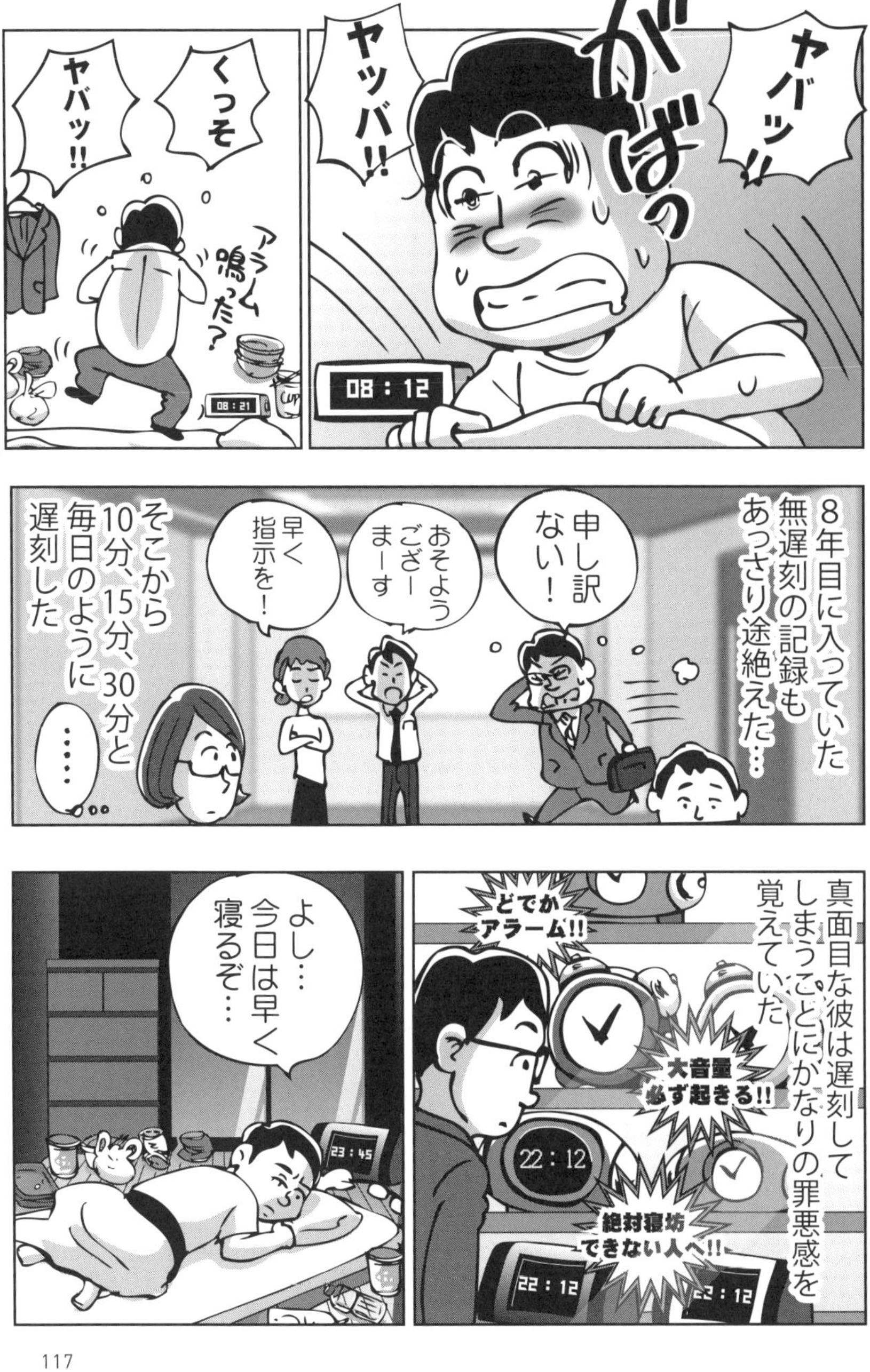
ヤバッ!!
がばっ
ヤッバ!!
くっそ
ヤバッ!!
アラーム鳴った?
8年目に入っていた無遅刻の記録もあっさり途絶えた……
申し訳ない!
おそようござーまーす
早く指示を!
そこから10分、15分、30分と毎日のように遅刻した
……
真面目な彼は遅刻してしまうことにかなりの罪悪感を覚えていた
どでかアラーム!!
大音量必ず起きる!!
絶対寝坊できない人へ!!
よし…今日は早く寝るぞ…

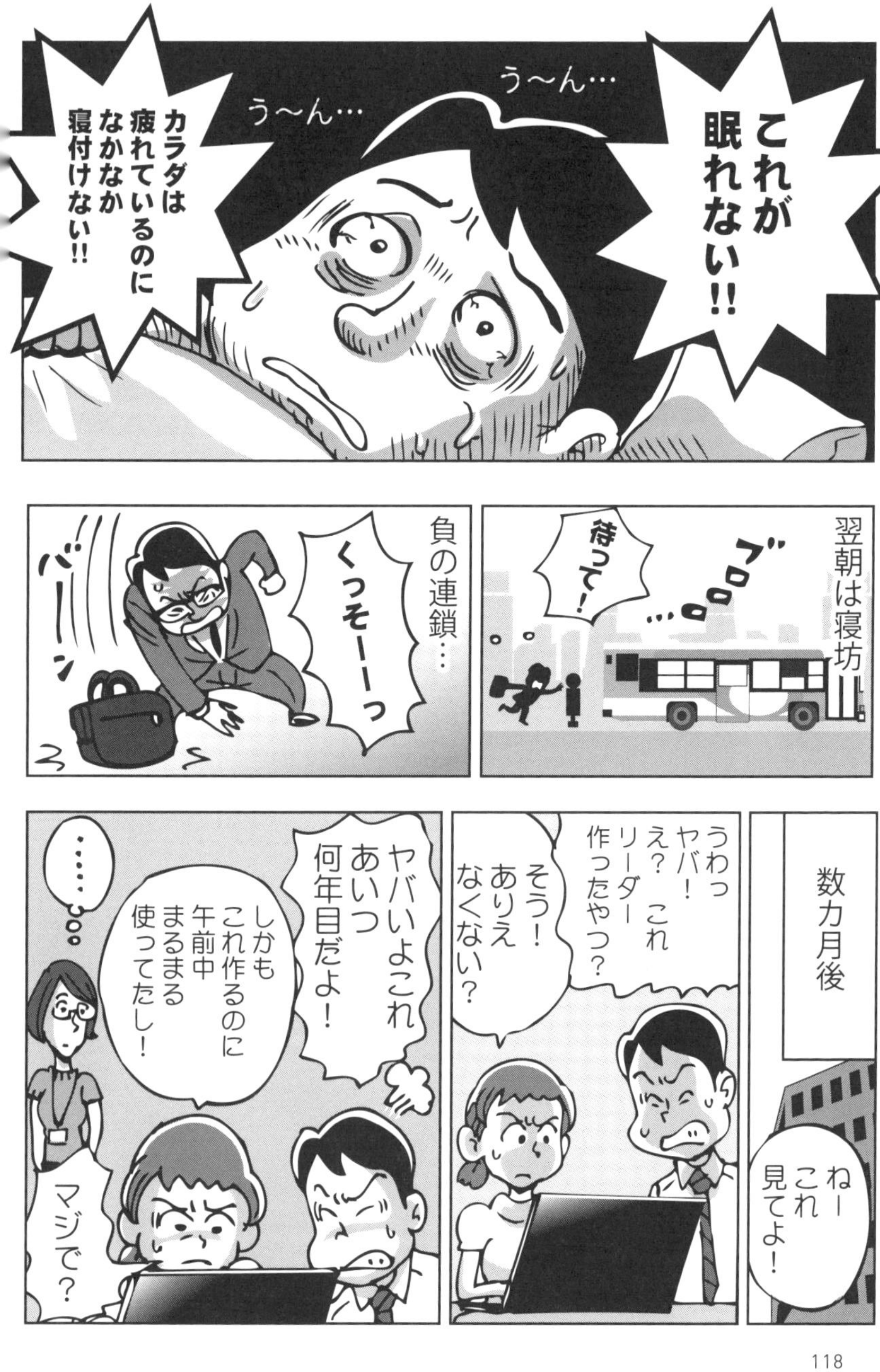
これが眠れない!!
う〜ん…
う〜ん…
カラダは疲れているのになかなか寝付けない!!
翌朝は寝坊
ブロロロ…
待って!
負の連鎖…
くっそーーーっ
バーーン
数カ月後
ねーこれ見てよ!
うわっヤバ!え? これリーダー作ったやつ?
そう! ありえなくない?
ヤバいよこれあいつ何年目だよ!
しかもこれ作るのに午前中まるまる使ってたし!
……
マジで?

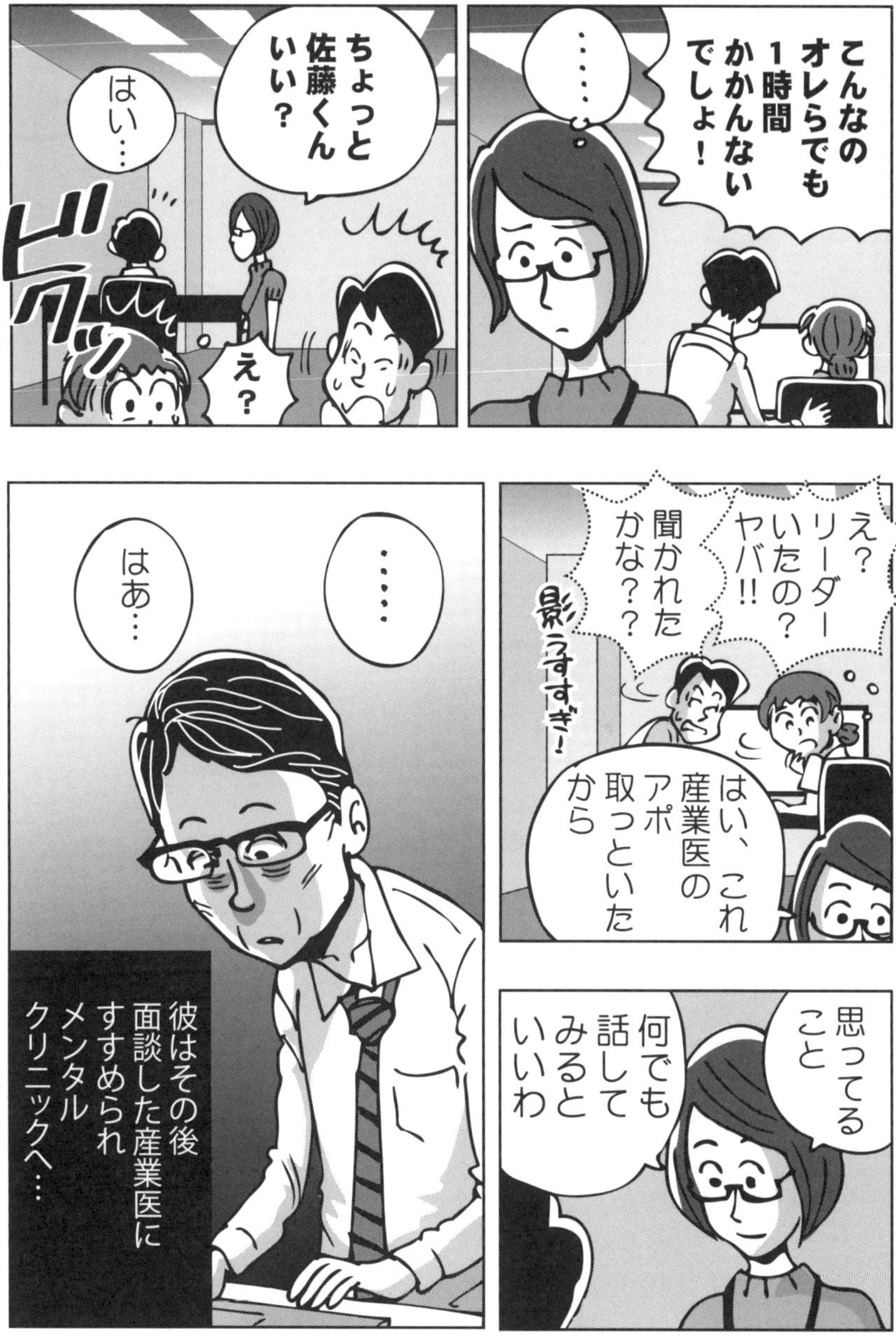

こんなのオレらでも1時間かかんないでしょ!
……
ちょっと佐藤くんいい?
はい…
ビクッ
え?
え?リーダーいたの?ヤバ!!聞かれたかな??
影うすすぎ!
はい、これ産業医のアポ取っといたから
思ってること
何でも話してみるといいわ
……
はあ…
彼はその後面談した産業医にすすめられメンタルクリニックへ…

## 適応障害とは

医学的には「はっきりとしたストレス要因によって、うつ状態や不安状態、攻撃的な行動などが引き起こされるもの」と定義します。たとえば「転校してきた学校になじめない」「会社の上司が苦手」といった具体的な環境や出来事を原因として、深く落ち込んだり、焦燥感を覚えたりして、社会生活を送る上で困難が生じているケースを言います。うつ病と比べてあまり名前は知られていませんが、精神科医療ではとてもポピュラーな病気だと言えます。

皆さんが日常会話で使うような「○○がきつくてうつっぽい」という状態は、原因がはっきりしているので、医学的には適応障害に近いことが多いと思われます。診断の目安としては、明確なストレス要因が生じてから、3カ月以内に何らかの症状が出ている場合に適応障害が疑われます。適応障害はうつ病を含むその他の精神疾患の引き金になるケースも多い（5年後になると、当初は適応障害という診断を受けた人のうち、40％以上の人が、うつ病などの診断名に変更されている、という報告もあります）ため、注意が必要です。

| | | |
|---|---|---|
| **症状** | **心に現れる症状** | 憂鬱さ、不安感、焦燥感、怒り、判断力や思考力の低下など |
| | **体に現れる症状** | ドキドキする、汗をかく、眠れない、頭痛、手の震え、めまい、食欲不振など |
| | **行動に現れる症状** | 遅刻が増える、無断欠席する、人と会うのを避ける、電話に出られない、メールを返せない、暴飲暴食、食事が摂れない、喧嘩、危険運転など |

| | | |
|---|---|---|
| **原因** | **仕事のストレス** | 忙しさ、業務量の多さ、仕事のミス、不慣れな業務、自分に合わない業務、異動や転職による環境の変化、海外赴任、職場の人間関係、昇進、降格、失業など |
| | **生活のストレス** | 家族や親しい人との不和、失恋、離婚、金銭的な困窮、劣悪な住環境、引っ越しや結婚による生活の変化、海外への転居、妊娠・出産、介護、育児など |
| | **その他のストレス** | 学業や学生生活のつまずき、大きな病気など |

## 適応障害チェックリスト

- □ 明らかにストレスになり得る出来事が、最近(3ヵ月以内)あった
- □ 落ち込んだり、涙ぐんだりすることや、絶望的に感じることが明らかに増えた
- □ 色々なことに過敏になったり、心配になったりすることが明らかに増えた
- □ お酒を飲んだり、買い物をしたりする頻度が明らかに増えた

↓

**上記のうち、2個以上当てはまる人は、この章をしっかり読んでください。**

# 自分に対して過保護になってみる

――漫画に登場する佐藤さんのような場合、どのような対応が考えられますか。

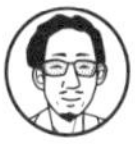

ケースバイケースですが、大事なことは、**業務負荷を軽減すること、睡眠時間の確保、食事の安定の3つ**です。なぜなら、心の不調を訴える人のほとんどがキャパシティ以上の忙しさ、睡眠の問題、栄養の不足という問題を抱えているからです。この3つを調節するだけで回復に向かう人も多くいます。こうした対応を「**環境調整**」と言います。

――まずは身の回りの環境を見直してみるだけでポジティブな方向に行くことも多いのですね。ただ、仕事が忙しくてなかなか難しい、という人もたくさんいそうです。

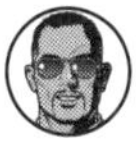

覚えておいてください。会社にとってあなたは数多くいる社員の一人に過ぎません。必然的に会社はあなたのことをそこまでは心配しません。少し言い方が悪いですけど、最

悪あなたが潰れたら別の人を雇えばいいんですから。ただ、あなたの身体は一つしかありませんからね。なので、**過保護になってちょうどいいぐらい**です。主張すべきときは必ず主張してください。つらいときはつらいと正直に会社に伝えてください。それでも真摯に相談に乗ってくれないような会社はクソです。精神をぶっ壊される前にとっととやめましょう。自分の身の安全は自分で確保しましょうね。

一度休んだらもう元のようには働けないのではないかと心配される企業や個人も多いのですが、**休職したり、異動したりすることでまた戦力として会社に貢献している人はたくさんいます。**逆に病院に来るのが遅れると、うつ病に発展したり、さらに深刻な精神疾患になったりと本人にとっても会社にとっても良くない方向に転じてしまうこともあり得ます。また、適応障害はこれまで実践してきた考え方のパターン（例：相手の要求に応えられない自分には価値がないから頑張る、など）や、ストレスに対処する方法がうまく機能しなくなったというサインでもあります。もちろん、つらいときは一度逃げるのが肝心ですが、落ち着いたら自分に何が起きていたかを振り返ってみましょう。考え方や思考の癖などを見つめ直し、成長につなげる機会にもなり得ると思います。

――なるほど！　ちなみに適応障害に対しては、薬を使った治療が行われる可能性もあるのでしょうか？

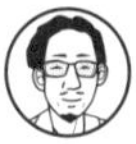

適応障害の場合には、薬物によって病気を治す、ということではなくて、患者さんの症状に合わせて、対症療法（病気の原因を取り除くのではなく、病気によって起きている症状を和らげようとする治療法）で対応することになると思います。眠れない人であれば睡眠薬を、「会社に行くのがすごく怖い」というように不安が強くなっている人であれば、抗不安薬を出す、といったケースが多いと思われます。（薬についてはP282参照）

――もしかしたら自分も同じようなケースかも、という方はどうしたら良いでしょう？

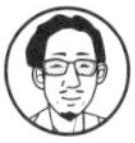

誰でも良いので、まず相談してみることが重要です。**自分では気付かないような、自分自身に起きている変化**を指摘される場合があります。たとえば、知らず知らずのうちに痩せてしまっている、身なりを整える余裕がなくなっている、表情が乏しくなっているといったことです。その上で、相談相手が「ちゃんと専門家に診てもらったら？」と言

ってくれたときに専門家に相談してもらえばいいと思います。

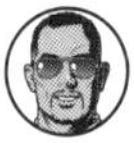

第三者の視点から見てもらうって本当に大事なことなんですよね。世界一のプロアスリートにもボディビルダーにも必ずコーチがつきます。それほどまでに**第三者視点からのフィードバックは重要**だということです。ささいな変化って、自分では案外気が付かないものです。ディープな筋トレオタクはスクワットやベンチプレスのフォームが崩れていないか確認するために、定期的に自分のトレーニング動画を撮影し、第三者視点から自分のフォームをチェックしたりします（なんでも筋トレに持っていきたがる）。

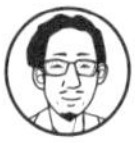

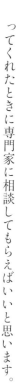

良いたとえですね。実際、**精神的に追い詰められてしまっているとき、人間の脳の認知は非常に狭くなってしまう**ことが知られています。多角的にものが考えられなくなり、悲観的になったり、相手に責められているように感じやすくなったりして、さらに悪循環に陥る恐れがあります。ですから、少しでも余裕があるうちに第三者の視点を入れることは必要なことだと思います。

――ちなみに相談される側にアドバイスはありますか？　思ったことをストレートに

伝えればいいのか、相手の気持ちを考えて励ますことに徹した方が良いのか。深刻な悩みを相談されることなんてそうないので迷ってしまいます。

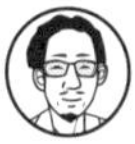

身近な人であれば、変化をストレートに伝えた方がいいと思います。重要なことは、**相談を受けた人が「自分の手に負えない」と思ったときにそのままにしておくのではなく、必ず専門家や他の第三者につなげること**です。

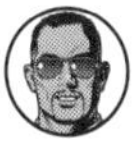

ぼくもよく相談を受けるんですけど「これは専門家案件です。専門家に相談してください」と伝えてしまうと、状況を必要以上に深刻にとらえさせてしまうというか、相手を傷つけてしまいそうな気がしていつも困ってしまいます。相手に危機感を与えず、かつ専門家に話を聞きに行く気になるような**キラーフレーズ**をください。

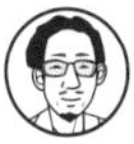

**「私は心配だから行ってほしい」**、これに尽きると思います。ただ、クリニックなどに行くにあたって心配なことは人によって全然違うと思うので、不安があれば聞くし、情報も一緒に探すよ、とかそういう感じがいいのではないかと思います。

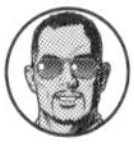

「私は心配だから行ってほしい」……。これはいいフレーズですね。優しい。高圧的でもなく、愛も伝わってきて、とても良いです。一人が嫌なら一緒に行くよ。とか付け足したら完璧ですね。すごく安心できます。

――精神疾患の患者数は４００万人を超え、がんや糖尿病の患者数を上回っているそうです。とすると、誰にとっても他人事ではないですよね。

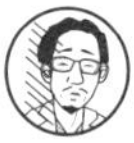

はい。当事者による体験記が発表されたり、マスメディアに取り上げられたりする機会も増え、一世代前と比べると精神科を受診するハードルは下がってきているものの、「困ったときにすぐ相談に行こう」というレベルにはまだまだ至っていないと思います。

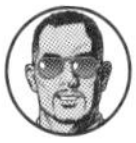

確かにハードルが高いイメージはありますよね。診療を受ける＝自分の精神疾患を自分で認めていると錯覚してしまうというか。今の時代だとある程度の情報はインターネットで調べられてしまうというのも原因の一つなのかな。ただ、ダイエットでも筋トレでもそうなんですけど、**誤った情報を基にする意思決定は本当に危険**なので、やはり少しでも自分の精神や心の状態に不安があれば、専門家を訪ねてほしいなと思います。**問題**

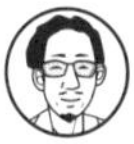

**がなければ不安が取り除かれて最高だし、問題があれば適切な治療を受けられる**のでマイナスなんてありません。パーソナルトレーニングを受けるみたいな感じで気軽に行けばいいと思います。

心の病は専門家でも判断が難しい場合もあり、**自分で判断するのはあまりおすすめできません。**たとえば、ストレスがたまるとやけ食いをするという人は少なくないと思いますが、それが行き過ぎると「過食症」となり、場合によっては治療が必要な状態になることもあります。また、お酒が好きで毎日飲んでいる人や、酔うとよくトラブルが起きてしまう人はアルコール依存症のリスクを認識する必要があると思います。つまり、**メンタルヘルスの問題は「普通の生活」と地続き**だと言えるのです。

――なるほど……Testosteroneさんはいつも酒や買い物に依存すると人生が狂うから筋トレに依存しろと言ってますよね。筋トレには依存できるものなんですか？

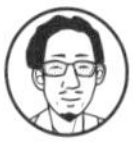

はい、実は筋トレにも中毒性があって、海外では自分の身体が小さすぎる、あるいは筋肉が不十分であるといった考えに過剰にとらわれてしまう人について、**筋肉醜形恐怖症**

という病名が付いています。

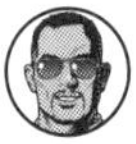

拒食症の人にはどれだけ痩せても自分が太っていると錯覚してしまう症状があると聞きますが、それと似たようなことですよね？　どれだけ筋肉が大きくなっても、小さいと錯覚してしまい自分に満足できないっていう。筋肉醜形恐怖症……。なるほど……。ちょっとトイレ行ってきます。

（電話の鳴る音）

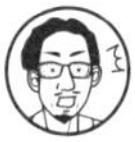

もしもし。新患の予約ね。あーなるほど。**いくら筋トレしてもバルク（筋肉の大きさ）が足りない気がする。**はい、はい。承知しました。

――お仕事大丈夫ですか？

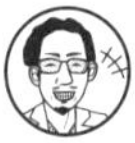

Testosteroneさんから筋肉醜形恐怖症の懸念があるということで、診療の予約が入りました（笑）。

――そ、そうですか。まあ自分で判断するのは良くないですからね。

ガチャ（何事もなかったかのように帰ってくる）

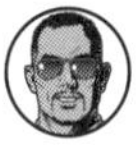

さあ、先生のありがたいお話の続きを聞きましょう！（心なしかスッキリした表情）

――（この人はなぜ直接言わずわざわざ部屋から出て行って電話したんだろう……何もなかったような顔して話進めようとしてるし……）。と、ところで、筋トレと言えば、精神科医療にも運動療法が取り入れられていると聞いたことがあります。

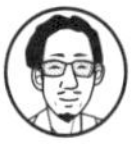

エビデンスに基づく医療情報を世界に発信しているコクラン共同計画のチームが、うつに対する運動介入に関する研究のレビュー評価を報告しています。それによると、678件の論文から選択基準を満たした信頼性のある39件の研究結果を用いて解析を行ったところ、**運動介入は中等度の効果量が得られる**ことがわかりました。ただし、薬物療法や精神療法との比較では特に差が出ていないので、運動が他の治療よりも優れているという結果は示されていません。また、**筋トレと有酸素運動をあわせて行った方が有酸素**

**運動単独よりも効果量が大きい可能性**が示唆されています。ただ、筋トレに関する研究論文はまだ数が少ないため、いまだ結論が出ていません。今後より信頼性の高い研究が多く行われることが期待されますが、少なくとも筋トレがうつに一定の効果があることが示されています。現在治療中の方はもちろん主治医の先生と相談してくださいね。

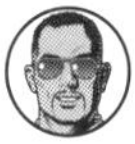

**「筋トレ＋有酸素運動の方が有酸素運動単独よりも効果量が大きい可能性が示唆されています」ってのは激アツですね！** 体感としては筋トレが間違いない！ ってのはわかるんですけど、筋トレ×うつの研究って有酸素×うつの研究に比べて圧倒的に数が少ないので、なかなかエビデンスベースで語れないのがつらいところなんですよね。

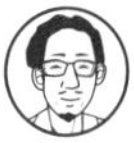

ええ、ですが、最近の傾向を見ていると筋トレに関する論文は増加傾向にあり、今後数年で筋トレの精神に対する影響のエビデンスはどんどん増えていくと思われます。

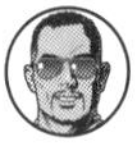

聞いたかみんな！ まだ発見されてないだけで筋トレはそのうち精神疾患からがんまでありとあらゆる病気に効くことが証明されることはわかりきっているので、**時代の最先端を行きたければ筋トレ始めような！**（言い過ぎ）

# 第2章

# 「生きている意味がない」と感じる

**うつ病**

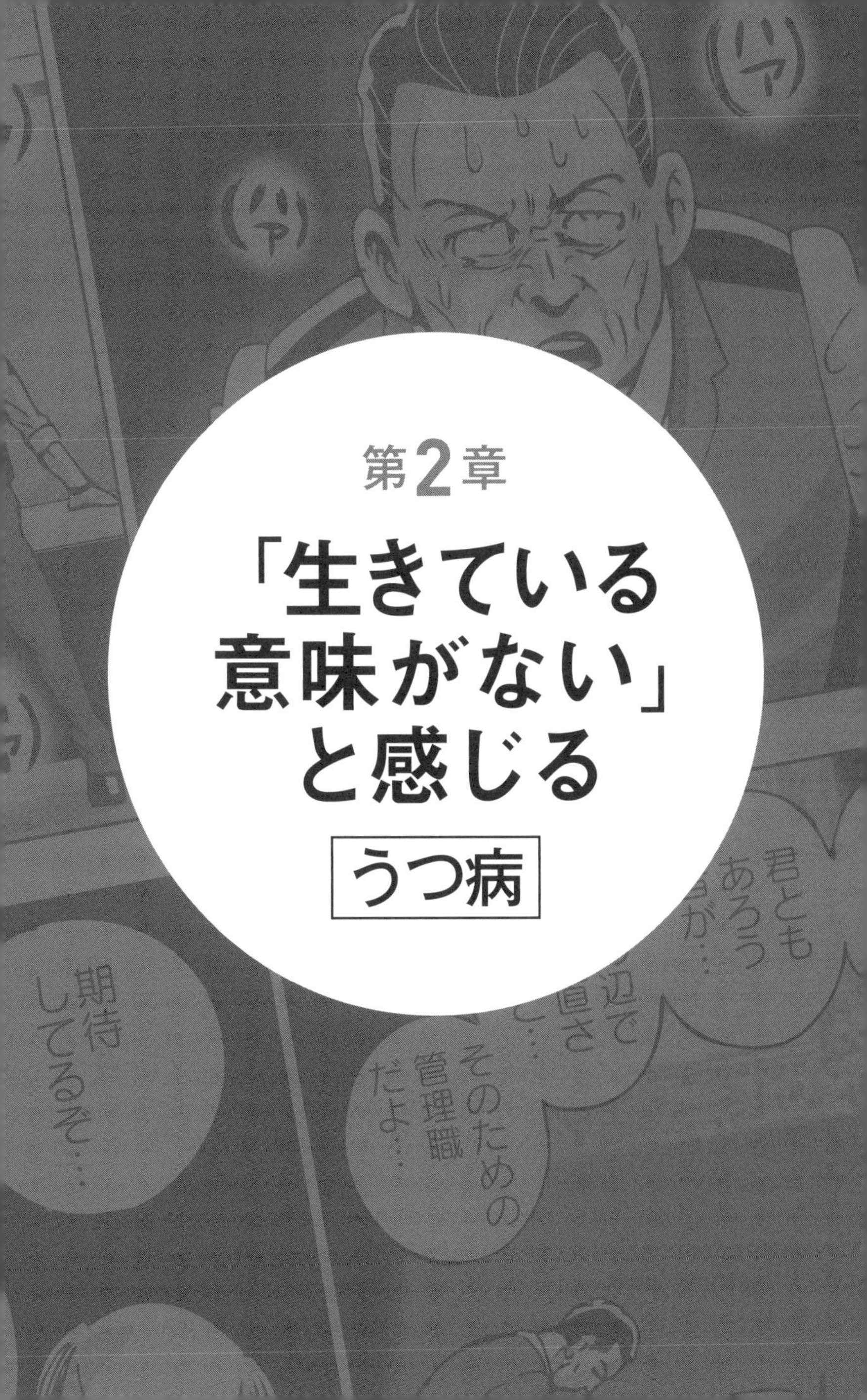

君ともあろう
そのための管理職だよ…
期待してるぞ…

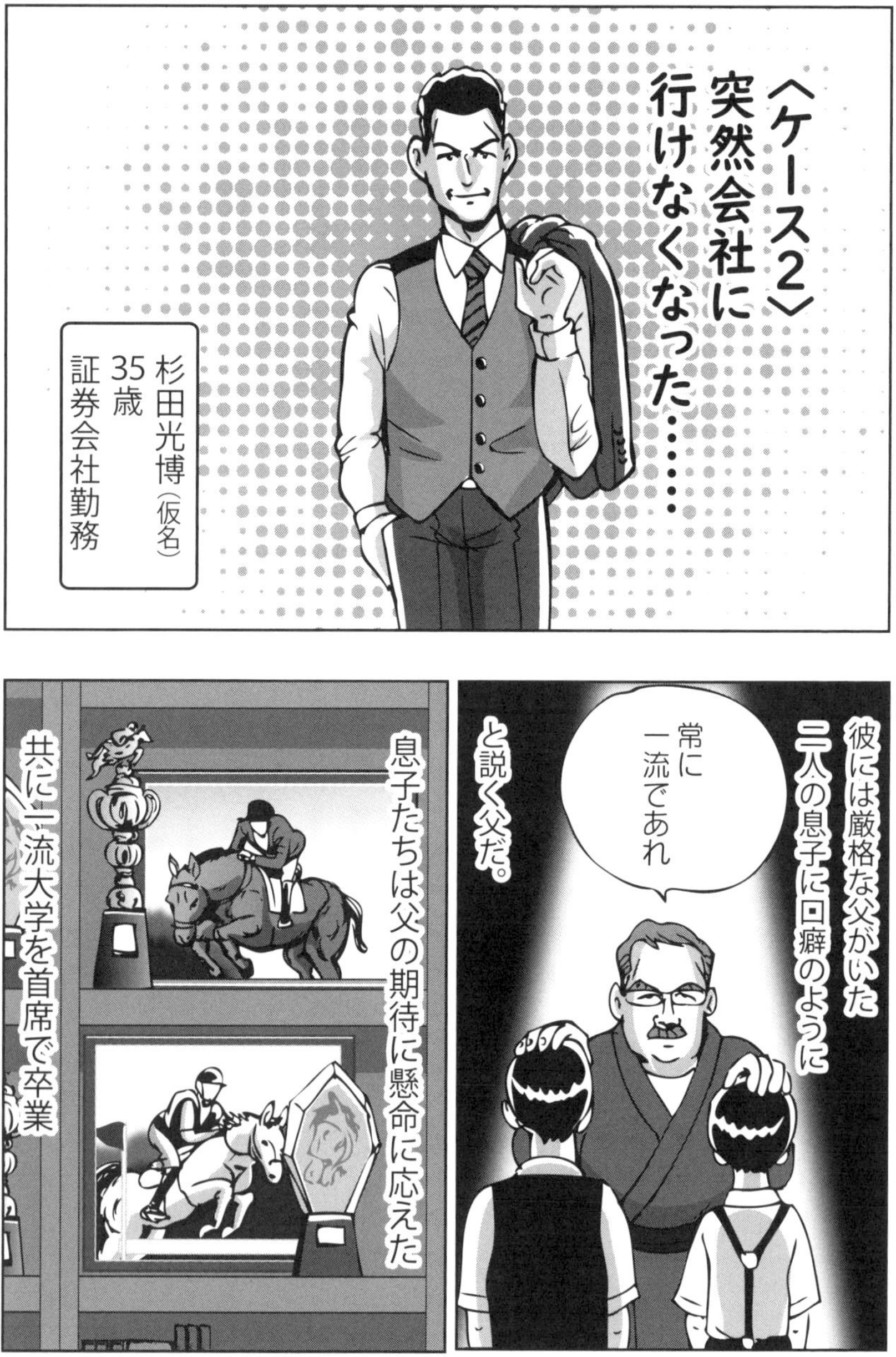
〈ケース2〉突然会社に行けなくなった……
杉田光博（仮名）
35歳
証券会社勤務
彼には厳格な父がいた
二人の息子に口癖のように
常に一流であれ
と説く父だ。
息子たちは父の期待に懸命に応えた
共に一流大学を首席で卒業

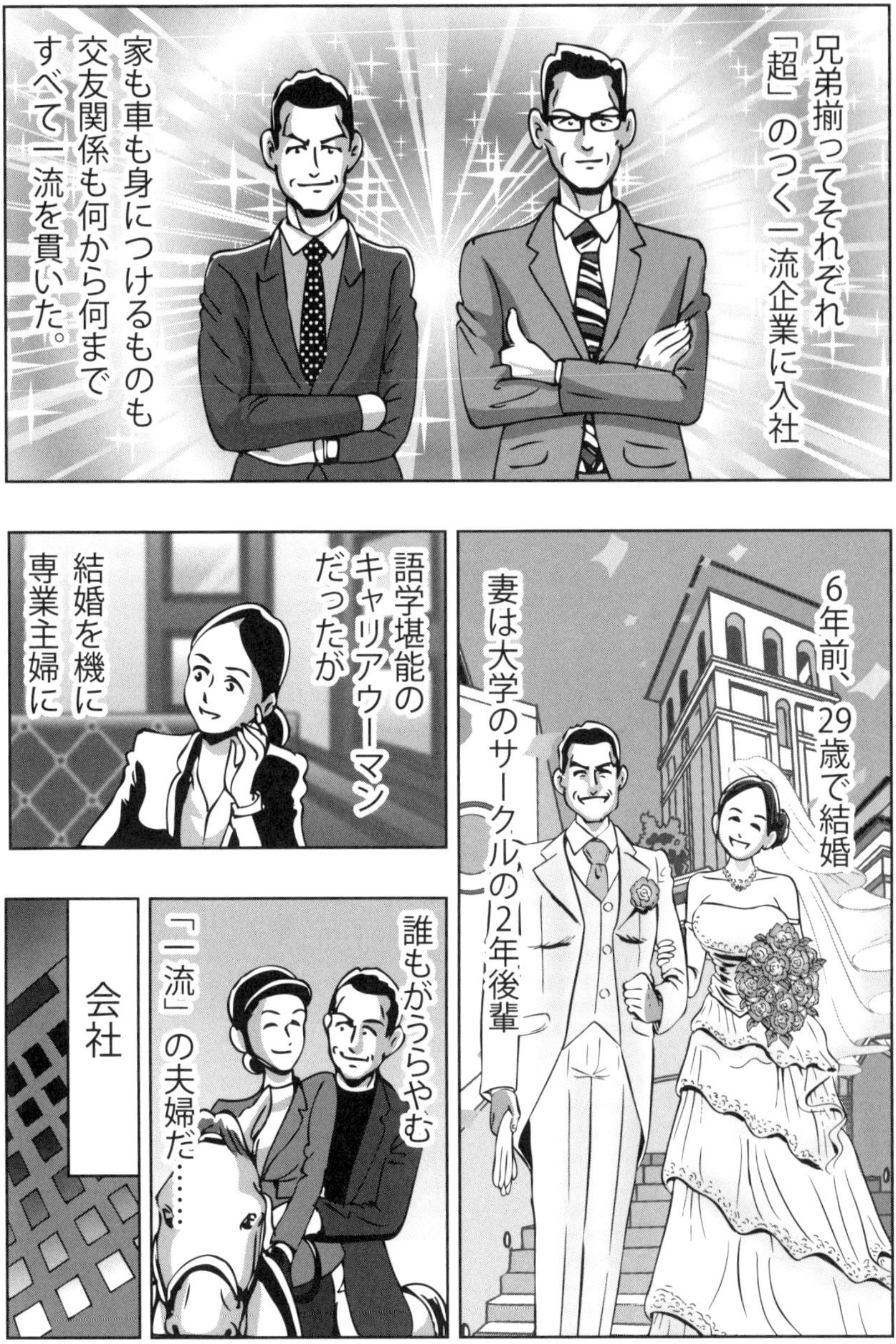

兄弟揃ってそれぞれ
「超」のつく一流企業に入社
家も車も身につけるものも
交友関係も何から何まで
すべて一流を貫いた。
6年前、29歳で結婚
妻は大学のサークルの2年後輩
語学堪能の
キャリアウーマン
だったが
結婚を機に
専業主婦に
誰もがうらやむ
「一流」の夫婦だ……
会社

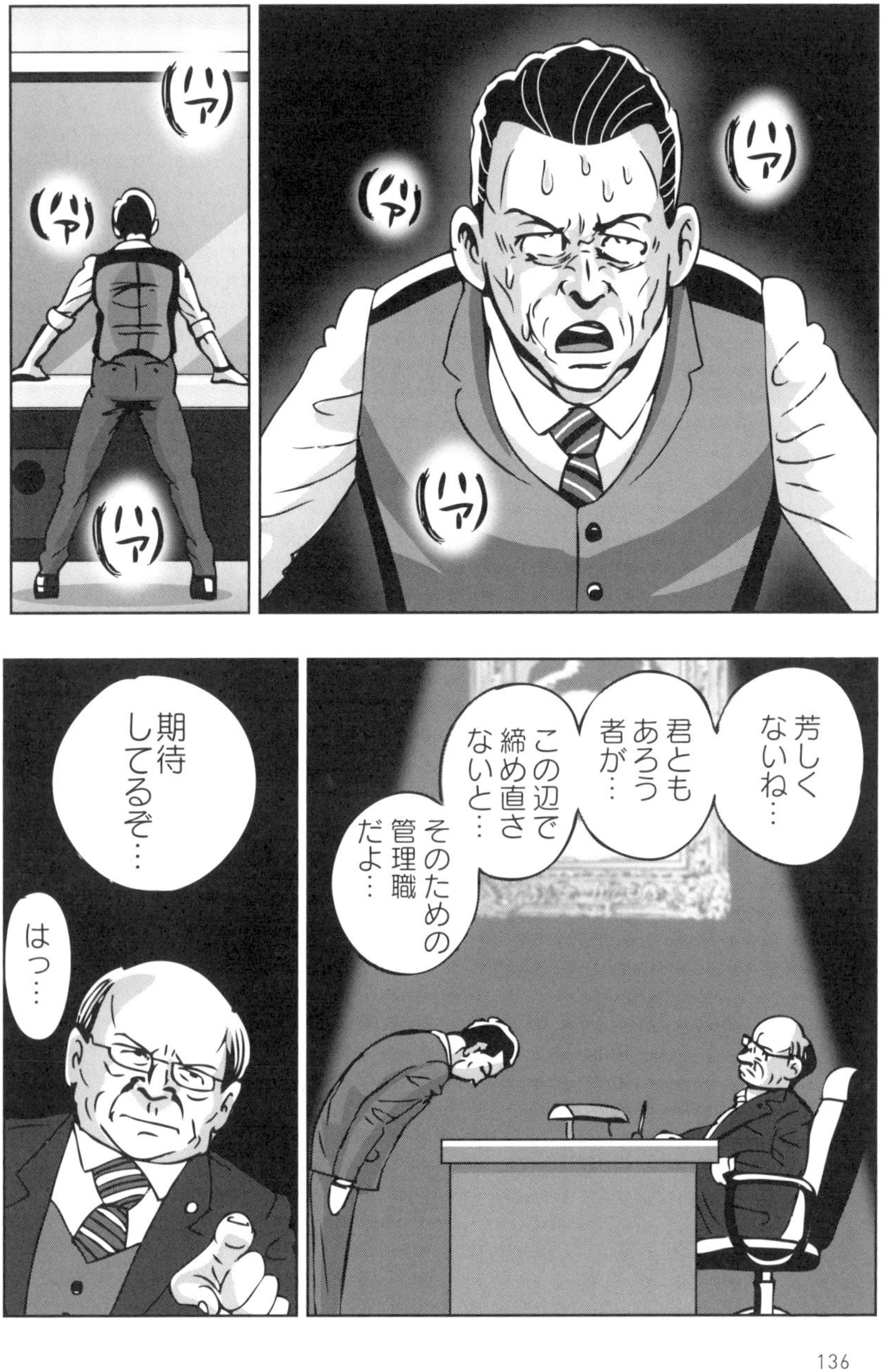
ハァ
ハァ
ハァ
ハァ
ハァ
ハァ
芳しくないね…
君ともあろう者が…
この辺で締め直さないと…
そのための管理職だよ…
期待してるぞ…
はっ…

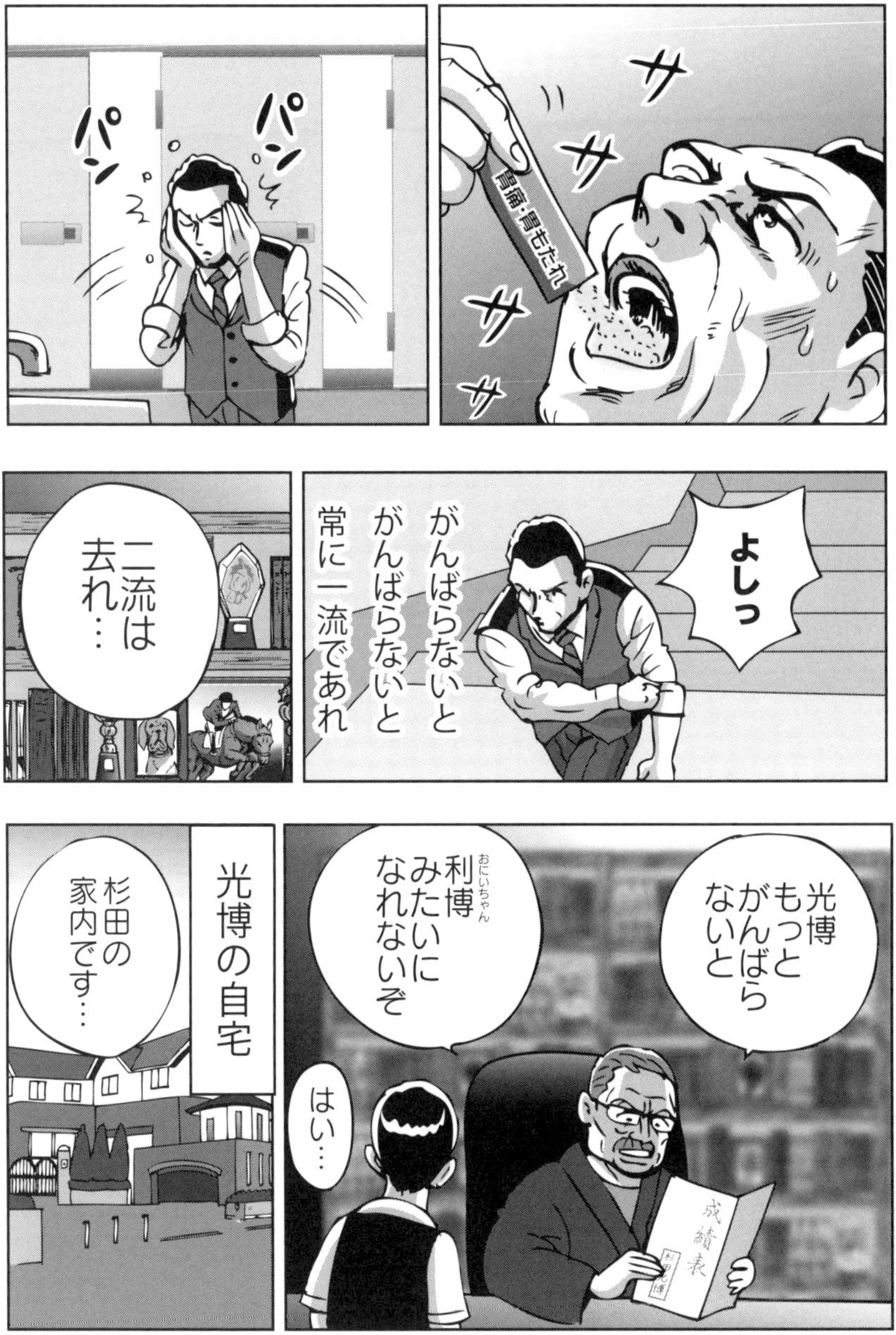
ササ
ササ
胃痛・胃もたれ
パンパン
よしっ
がんばらないと
がんばらないと
常に一流であれ
二流は去れ…
光博もっとがんばらないと
利博《おにいちゃん》みたいになれないぞ
はい…
成績表
光博の自宅
杉田の家内です…

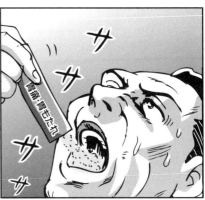

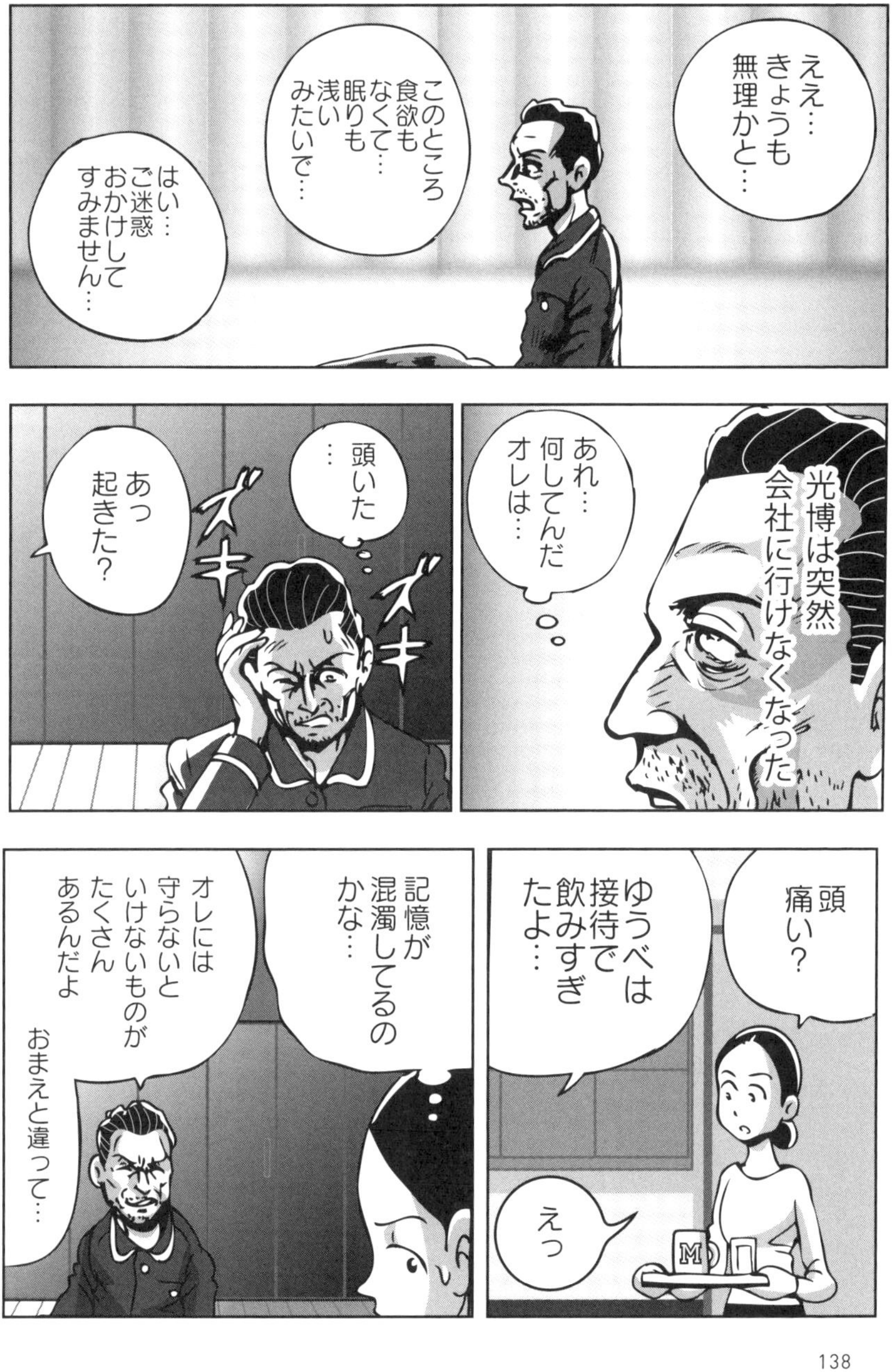

ええ…きょうも無理かと…
このところ食欲もなくて…眠りも浅いみたいで…
はい…ご迷惑おかけしてすみません…
光博は突然会社に行けなくなった
あれ…何してんだオレは…
頭いた…
ズキズキ
あっ起きた?
頭痛い?
ゆうべは接待で飲みすぎたよ…
えっ
記憶が混濁してるのかな…
オレには守らないといけないものがたくさんあるんだよ
おまえと違って…

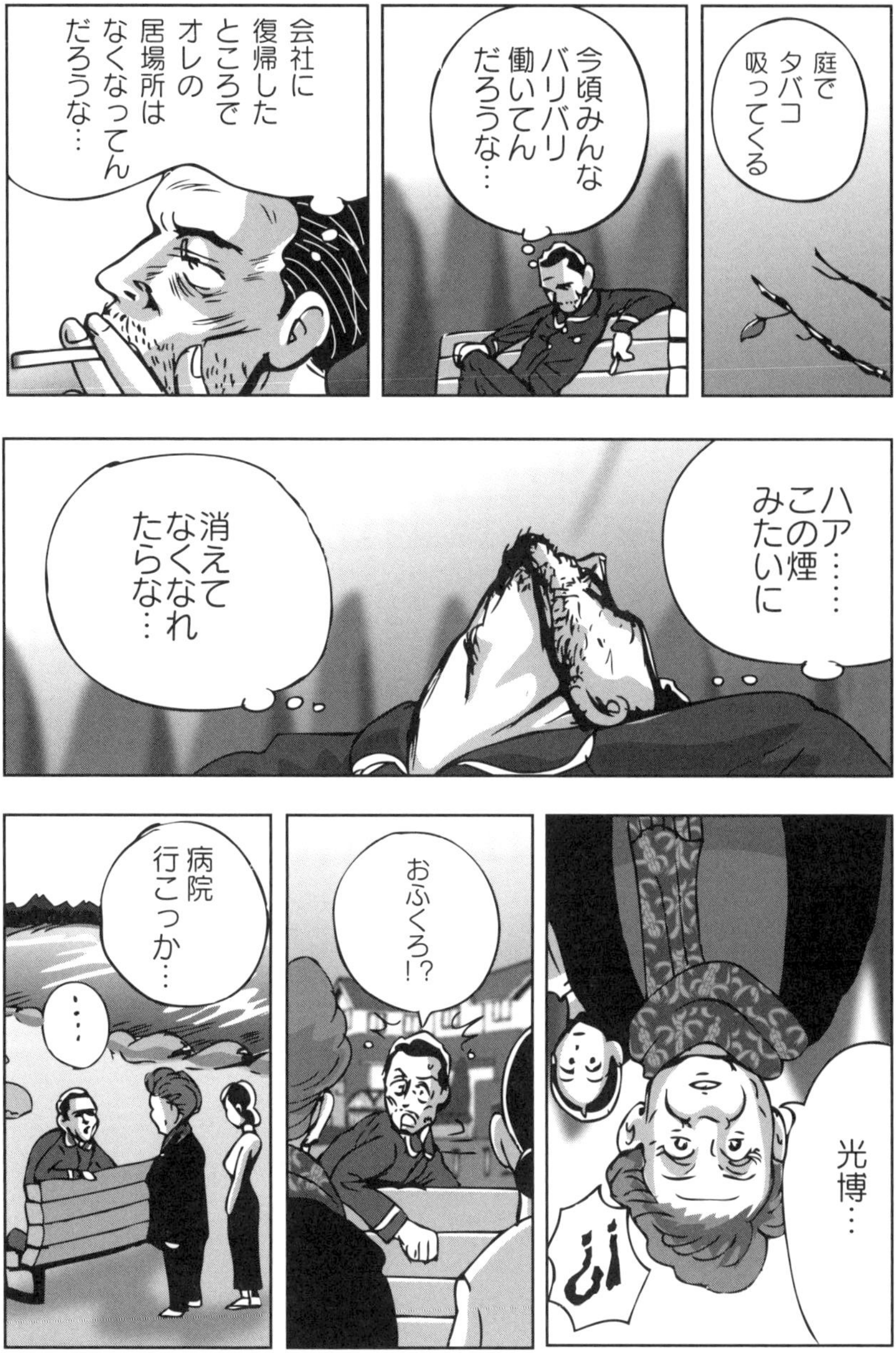

庭で タバコ 吸ってくる
今頃みんな バリバリ 働いてん だろうな…
会社に 復帰した ところで オレの 居場所は なくなってん だろうな…
ハア…… この煙 みたいに
消えて なくなれ たらな…
光博…
おふくろ!?
病院 行こっか…
…

## うつ病とは

うつ病になると、悲しい気持ちがずっと続いたり、楽しいと思っていたことが楽しめなくなったりといった症状によって、普段通りの生活が送れない状態が２週間以上続きます。「死にたい」という感情が沸き上がってくる人が多いことも特徴です。適応障害と症状が似ているように見えるかもしれませんが、脳における神経伝達物質の影響がより大きく、薬物療法の対象となるのが「うつ病」という状態です。適応障害ではストレス要因が改善すれば症状が改善しますが、うつ病ではストレス要因がなくなってもうつの症状は改善しません。

内閣府の発表によると、自殺の原因が健康問題であった人のうち、うつ病は42・１％を占めていたと報告されています。つまり、うつ病は死に関わる問題であるという認識が必要です。

| | | |
|---|---|---|
| 症状 | 心に現れる症状 | 憂鬱さが1日中続く、すべての活動に対する興味・欲求・喜びがない、気力が湧かない、罪悪感、自分を無価値に感じる、など |
| | 体に現れる症状 | ダイエットをしていないのに体重が減る（1カ月で5％以上）、ほぼ毎日眠れない、途中で目が覚める、食欲不振あるいは過食、持続性の頭痛など |
| | 行動に現れる症状 | 「死にたい」と繰り返し考える。「死ぬ方法」を考えたり、実行しようとしたりする。思考力や集中力が落ちる、決断ができなくなる、落ち着きがなくなる、人から行動が止まっていることを指摘される、など |

| | | |
|---|---|---|
| 原因 | 仕事のストレス | 忙しさ、業務量の多さ、大きな仕事のミス、長年勤めた仕事からの開放、海外赴任、職場の人間関係、昇進、降格、失業など |
| | 生活のストレス | 家族や親しい人との別離、持続的かつストレスフルな関係性、金銭的な困窮、劣悪な住環境、引っ越しや結婚による生活の変化、海外への転居、妊娠・出産、介護、育児など |
| | その他のストレス | 家族形態の変化、大きな病気、災害、他の精神疾患の影響など |

## うつ病チェックリスト

- □ １日中憂鬱な気分が続く
- □ 楽しかった活動をしても
楽しいと感じることがない
- □ 食事制限をしていないのに体重が減っている
- □ 眠れない日が毎日続いている
- □ 周りの人から「ぼーっとしている」と
指摘されることが増えた
- □ 疲れやすい、元気がない、と毎日感じる
- □ 自分に価値がないと感じたり、ささいなことで
強い罪悪感を持ったりすることが増えた
- □ 集中力や決断力が以前に比べて明らかに落ちた
- □ 「死ぬこと」について繰り返し考えてしまう

↓

**上記のうち、４個以上当てはまる人は、**
**この章をしっかり読んでください。**

# うつは「甘え」ではなく脳の誤作動

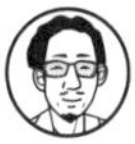

――メンタルヘルスの問題ではもっとも耳にする機会の多い「うつ」ですが、どんな発生要因があるのでしょうか？

うつ病には明らかな原因があるときとそうでないときがあります。さまざまな原因が積み重なっていることも多く、人それぞれだと言えます。たとえば、結婚や進学、就職といったライフイベントや、親しい人物との死別や関係性の破綻など、うつ状態になってしまうことが「心理的に理解できそう」なきっかけもあります。一方で、子どもが独立したあとの親が一時的な抑うつ状態に陥る**「空の巣症候群」**、やハードな仕事などでストレスの高い生活を送っていた人が解放されたとたんにうつ状態になる**「荷下ろしの鬱」**のように、大きな負担がなくなったはずなのに、憂鬱な状態が続くこともあります。

――なるほど、すごくハードな出来事があったから、というだけでなく、ハードな状況から解放されたことがきっかけになるケースもあるんですね。

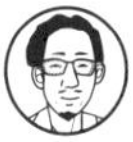

はい。心理面に影響を与えるイベントだけでなく、身体の病気や、生理周期の変化、出産といった女性ホルモンの影響がうつ病の原因となることもあります。原因だけでなく、症状もさまざまではあるのですが、精神的に極端にネガティブになってしまうことが多いため、**死について繰り返し考えてしまったり、ついには実際に死ぬ方法を考えるに至ったりしてしまう**ので注意が必要です。

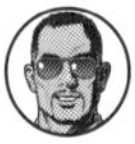

うつ病にかかってしまった友人や知り合いを何人も見てきているけど、本当に理由はさまざまで、わかりやすい原因のあるケースもあれば、**他人から見るとまったく理解できないようなケースもある**んですよね。理解できないからといって、間違ってても自分の価値観だけで身近な人間のうつ病に対して「甘えじゃないの？」だとか「情けない奴だ」なんていう冷たい言葉はかけちゃいけない。**大事なのは原因じゃなくて、今目の前にいる人が本気で苦しんでいるっていう事実**です。

――Testosteroneさんの言う通り、世間ではまだまだうつ病は精神的に弱い人がなるというイメージが残ってしまっていると思うのですが、お話を聞いていると、うつ病は極めて生理的な病気である印象を受けます。実際はどうなのでしょうか？

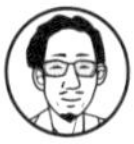

**うつ病は「脳の活動の障害」**です。うつ病の体験記などを見ればわかりますが「本人が思考をコントロールできなくなっている」という意味で、**脳が誤作動を起こしている状態＝身体の病気と同じである**という認識の方が適切だと思います。改善した人にあとで話を聞くと、**「あのころは、なんであんなことを考えていたのか本当にわからない」**とおっしゃる方は多いです。

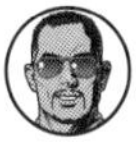

ちょっと次元が違う話で申し訳ないのですが、ぼくにはこの状態がすごくよくわかります。大学時代に格闘技をやっていたとき、ぼくはむちゃ食い障害を患っていました。原因は試合に向けた過酷な減量です。試合が終わり減量から解放されると、症状が現れるのです。食べる量が尋常ではなく、ドーナツ12個、かつ丼、親子丼、ラーメン、おにぎり5つ、ピザ1枚、ハーゲンダッツ3つ（大きいの）を一気に食べたりしていたんですね。

――減量のあとに一気に反動が来て、食べるのがやめられなくなってしまっていたんですね……。

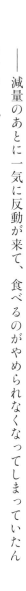

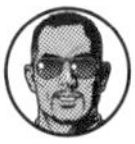

頭の中では、ドーナツを2つぐらい食べたところで「もうやめた方がいい」ってハッキリわかっているんですよ。もうやめようって指令も出すんです。でも止まらない。そして、ドーナツを6つ食べ終わるころにはもうおいしくもなんともないわけです。**むしろ苦しい。でも止まらないんですね。**やめた方がいいとわかっていて、苦しいのに、食べるのがどうしてもやめられない、という謎の状態なわけです。自分で言うのもなんですが、ぼくは精神力・意志力が強い方だと思います。そんな自分ですら思考がコントロールできない状態に陥ったという経験は、ぼくに「脳の誤作動」という概念を完璧に叩き込んでくれました。同時に、**理解できない他人の行動も「脳の誤作動」である可能性がある**と考えるようになり、他者に対してとても寛容になりました。

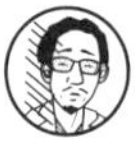

むちゃ食い障害、過食症とも呼びますが、頭で理解していることと身体が行うことの解《かい》離《り》が起きる非常につらい状態ですよね。食行動を含む行動上の問題が生じる精神的な不調については別の章で詳しく説明しますが、**「人間の脳は完璧ではない」という理解は**

この本全体を通して皆さんに伝えたいです。

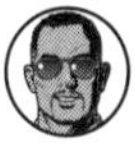

**先生。。。俺やっぱり筋肉しか信じられない。。。**（先生の顔をじっと見つめる）

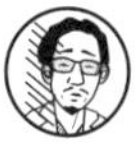

……。

──話は戻りますが、適応障害とうつ病は何が違うのですか？

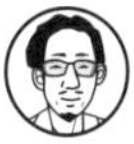

適応障害の場合、たとえば学校や会社といったストレス要因を、転校や休職といった形で取り除くことによって症状が改善するケースがほとんどです。ところが、**うつ病の場合はストレス要因が取り除かれても快方に向かうとは限りません。**

──現れる症状は似ていても、まったく違う病気だということでしょうか？

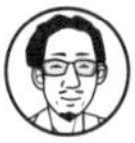

**適応障害とうつ病は「風邪」と「肺炎」の関係にたとえるのが近い**と思います。風邪の

場合は薬を使わなくても栄養を摂ったり、安静にしたりといったぐあいに環境を調整することで、そのうち良くなります。でも、細菌性の肺炎にかかると、ほとんどの場合抗生物質を飲む必要があります。症状は近くても、薬物治療の必要性がまったく違うという点で、適応障害とうつ病の関係と似ています。

——治療方針にもかなり違いがあるのでしょうか？

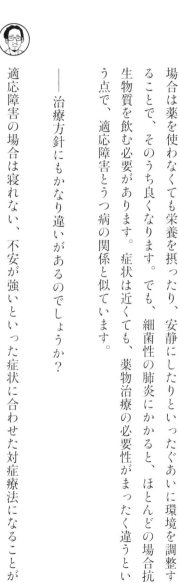

適応障害の場合は寝れない、不安が強いといった症状に合わせた対症療法になることが多いと言いましたが、中等症以上のうつ病の方は、抗うつ剤による薬物療法が行われることが一般的です。

——適応障害とうつは一見症状が似ているので、素人判断をしない方が良さそうですね。ただ、精神科で処方される薬と聞くとどうしても「一度飲んだら薬なしでは生きていけなくなるのでは？」「徐々に薬に抗体ができていって、それに伴い薬の量もガンガン増えていき薬漬けになってしまうのでは？」等の不安を覚えてしまうのですが、実際のところどうなんでしょうか？

精神科でよく処方する抗不安薬や睡眠薬の中には使用量によって身体的／精神的依存が形成されるものがあることは事実です。確かに、抗うつ薬の服用を突然やめると、不安症状や下痢、鮮明な夢や悪夢などの退薬症状が出ることがありますし、睡眠薬の服用をやめたら眠れなくなったというケースもあります。ただ、こうした症状は、薬を徐々に減らしながら中止することで多くの場合、避けることができます。それに、**精神科診療における多剤使用は近年見直されており、処方薬の種類が多すぎる場合には病院側に指摘が入るようになってきています。**また減量についても近年はガイドラインが作成されているので、精神症状さえ落ち着いていれば主治医と相談の上で薬剤を減量することは可能です。

――投薬治療を受ける際は医師ときちんとコミュニケーションを取るようにすることも重要そうですね。

おっしゃる通りです。最近の医療界には「SDM＝share decision making（治療方針の決定に関して目標を共有し、協力関係を築くこと）」という考え方も広まり始めているので、基本的に患者さんとの**合意の上で治療方針を立てることが多い**です。

――え！　患者さんと治療の方針を話し合うのですか？

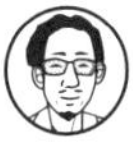

はい。ぼくも患者さんに対しては、「何か心配なことがあったら必ずストレートに言ってください」とお願いしています。というのも、「もしかしたらこの薬には副作用があるんじゃないか」というように、患者さんの中に不安なことや心配なことがある場合、医師に言わずに薬を飲まなくなってしまうこともあるのです。**抗うつ剤は、2～4週間程度飲み続けないと効果が出ない**薬剤です。そのため、処方された場合にはきちんと飲み続けることが、治療の上では重要です。ただ、最初の抗うつ剤による治療で寛解に至る人は30％程度という研究報告もあり、合う薬が見つかるまで時間がかかる方もいます。ですから、医師との信頼関係の中で適切な薬物療法が行われていくことが理想です。

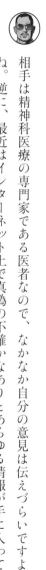

――この治療にはこんな狙いがあって、スケジュール感はこうで、ということを教えてもらえれば、患者さんも安心しますね。

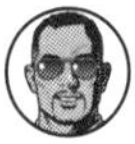

相手は精神科医療の専門家である医者なので、なかなか自分の意見は伝えづらいですよね。逆に、最近はインターネット上で真偽の不確かなありとあらゆる情報が手に入って

しまう分、診療を受ける際にさまざまな事例や根拠のないエピソードを持ち出し、医者を困らせる患者さんがいるという話も聞きます。医者を妄信するのも考えものですし、かといって医者よりもインターネットで得た情報を信じるのはもっと考えものです。自分の意見も伝えつつ、医者のことも信頼する、絶妙なバランスが要求されます。バランスを保つにはコミュニケーションが一番大事ですので、一緒にいて居心地の良い、気の合う医者を選ぶことが非常に重要です。ただでさえ精神的に参っているから通院しているのに、診療のたびに「あぁ、あの医者と会いたくないなぁ」という気持ちが少しでもあると厄介極まりありません。これは、**筋トレのパーソナルトレーナー選びにも通じます。**どれだけ優秀なパーソナルトレーナーでも、気が合わない、一緒にいて居心地の良くないパーソナルトレーナーだとトレーニングが続かないので良い結果は得られません（なんでも筋トレに持っていきたがる）。

――（途中まで良いこと言ってたんだけどな……）。ちなみに精神科に行くと「診察は短時間ですぐに薬を出されて終わり」なんて話をたまに聞くのですが、実際はどうなのでしょうか？

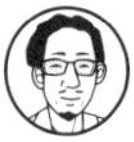

OECDの報告によると、日本の人口1000人あたりの精神科医師数は0・12人で、OECDを構成する先進34カ国中24位とかなり低い水準になっています（2016年時点）。そのため、一人の医師に午前中だけで30人近くの患者さんの予約が入っている、といった状況が全国各地で起きているのです。たとえば、午前9時から12時の3時間で30人の診察を行えば、一人あたりの診察時間は6分前後となってしまいます。**こうした限られた時間・人員の中でより多くの患者さんの診療を行うために、医師にしかできない治療、つまり投薬治療がメインになってしまっているのが現状です。**「精神科に行くとパパっと診察して薬を出される」などと言われたりするのはそういった事情を反映しているせいだと思われます。もちろん時間をかけて話を聞くことに意味があると考えている医師も多くいるので、保険適用外ではありますが、各クリニックで独自にカウンセリングなども行われています。もちろん限られた診察時間の中で薬物治療を行う場合でも、きちんとコミュニケーションをとって医師が患者さんの性格や特性、環境を理解していくことや、患者さんが医師に対して心配事を話したり、できるようになったことを伝えたりすることには重要な意味があります。

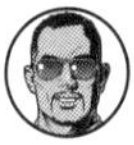

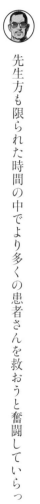

先生方も限られた時間の中でより多くの患者さんを救おうと奮闘していらっしゃるんで

すよね。それが作業的に見えて悪い印象を与えてしまうのはとても悲しいことです。そういった事情がある中、カウンセリングが有効なのもまた紛れもない事実です。**悩みや自分の感情、感覚を他者と共有するだけでも心理的にかなり楽になるんですよね。**それが専門家ならなおさらです。僕はよく軽い悩みを毎日ダンベルとか筋肉に向かって話しています。**ダンベルや筋肉では対応できないぐらいヘビーな状態な場合はカウンセリングを受けます。**

――ダンベルや筋肉……（笑）。話すことが治療のかなりの部分を占めるとすると、医師やカウンセラーとの相性みたいなものもあるような気がしますね。

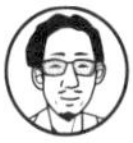

人間同士なので、もちろん相性はあります。ですから、**医師との相性があまり良くない、治療方針が納得いかない、と思った場合には遠慮せずに医療機関を変更する**ことも一つだと思います。また、カウンセリングを受け始めている場合には、「どうしてこの人が苦手と感じるのか」という感情自体が治療のヒントになる場合もあるので、治療の上でもストレートに伝えることが必要です。

——セカンドオピニオンという言葉もありますけど、一度診てもらったお医者さんを変える、というのは日本ではまだあまり一般的ではない気もしますね。ちょっと言い出しにくい気もしますし……。

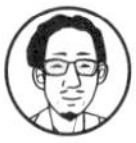

大きな病院の場合は、医療機関内での医師の変更を受け付ける病院とそうでない病院とがありますので、直接ドクターと相談しにくい場合は、相談窓口等で確認してみても良いかもしれません。一定期間治療を受けたあとの場合には、薬剤の変遷や診断などについての情報を次の医療機関でも共有するために、紹介状を作成してもらうと良いでしょう。

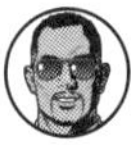

精神科に行ったら酷いこと言われて傷ついたっていう相談、実はたまに来るんですよ。「あなたの不調はただの思い込みです」とか「ちょっと自分に甘すぎるんじゃないですか」とか、追い詰められて藁《わら》をもすがる気持ちで検診に来た患者さんたちに対して絶対に間違っている言葉を投げかけてしまうドクターも、少数とはいえ存在するみたいなんですね。精神疾患を患ってしまう方って真面目で心の優しい方が多く、「今病院を変えたらドクターに悪いんじゃないか」とか「自分が悪いのかもしれない」と我慢してしまう人

が多い傾向にあると思うんですけど、そういうドクターにあたってしまったらさっさと次行きましょう。**フィーリングめっちゃ大事ですから。**苦手なドクターだと診療行くのも嫌になっちゃいますから。ちょうどいい機会です。我慢せず逃げるということを覚えてください。**どうしても嫌なことからは逃げちゃっていいんです。**私が全身全霊をかけて許可します。

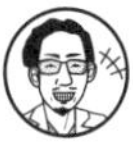

私も変えてくれと頼まれることもありますよ（苦笑）。その場合もきちんと紹介状を作らせていただいています。医者も完璧ではないので、相性やタイミングに関してはフィーリングで判断するのもやむを得ないと思います。

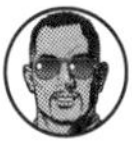

いや、ホント合う合わないって別にどちらか一方が悪いケースばかりじゃないんでね。合わないときはもう割り切って合わないなとあきらめるしかないですよ。ラーメンとアイスクリームって単体としては最高だけど、混ぜ合わせちゃったら美味しさ半減どころか罰ゲームみたいになっちゃうじゃないですか？　それと同じようなもんで、人にも相性ってものがあるので合わないなと思ったら無理せず合わないとお伝えすれば大丈夫です。ところでみなさん、**私はラーメンとアイスクリームがどうしても**

**食べたくなってきたので失敬します。**

（一同）自由なおっさんだなぁ……。

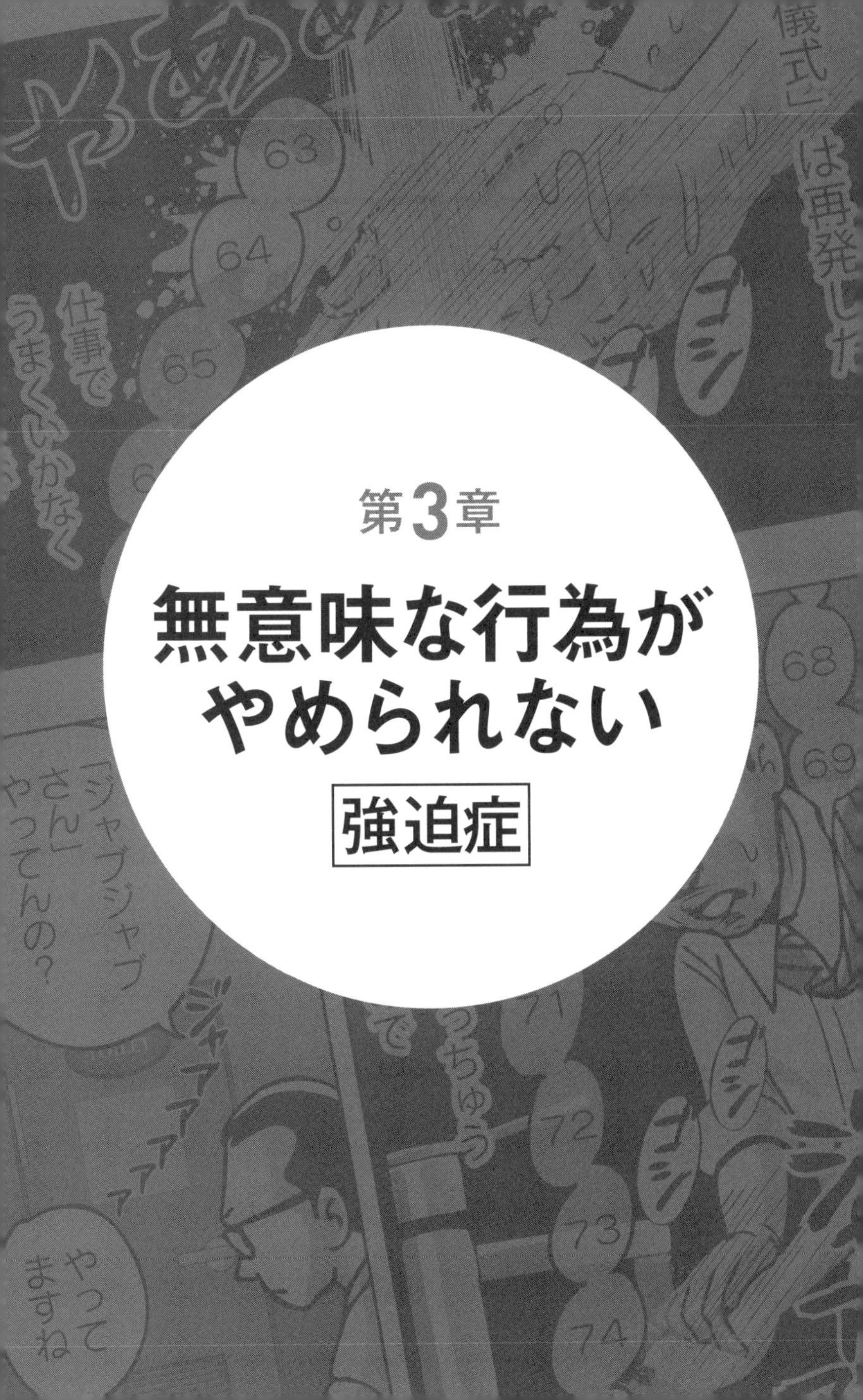


# 第3章

# 無意味な行為がやめられない

## 強迫症

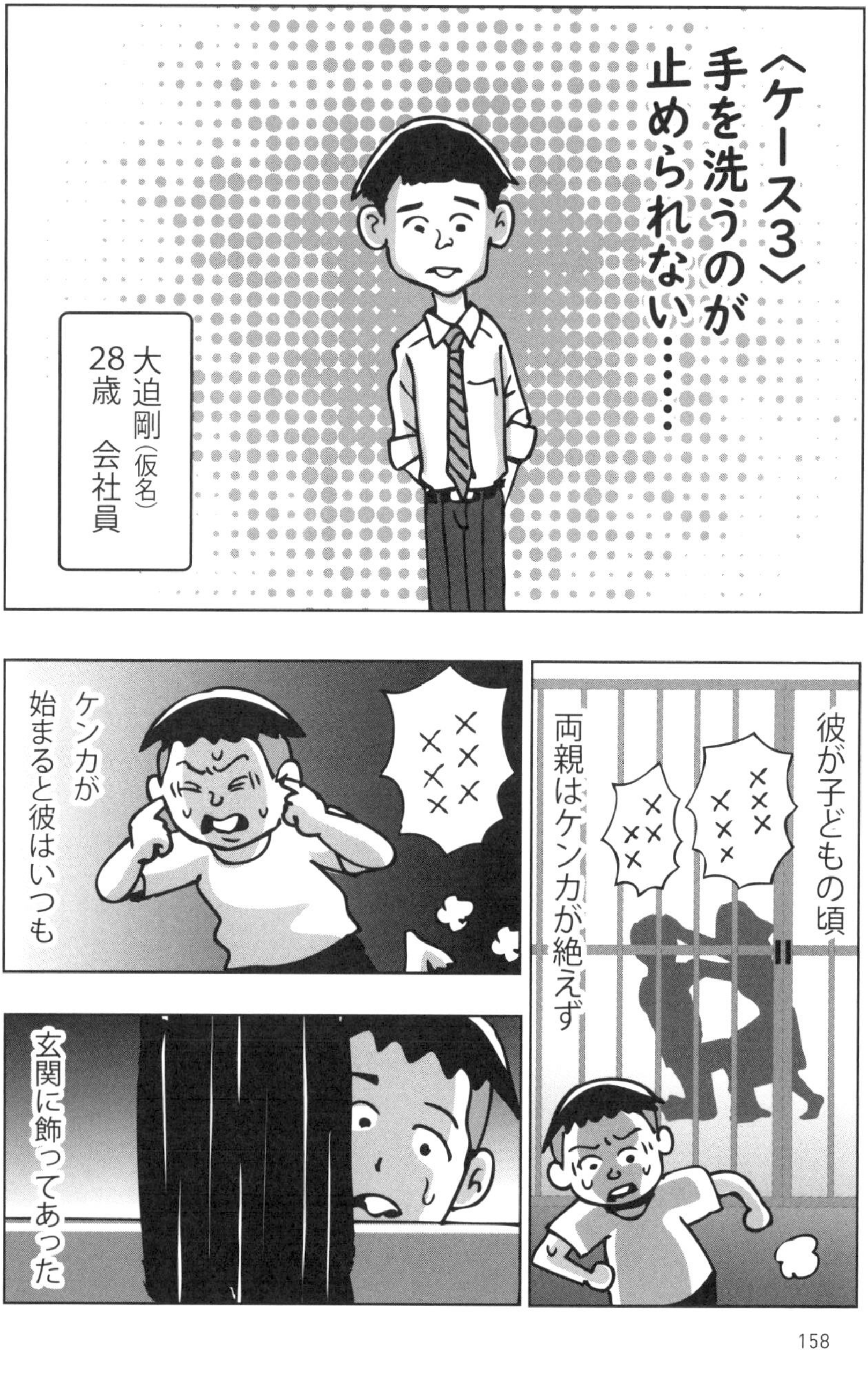
〈ケース3〉
手を洗うのが止められない……
大迫剛（仮名）
28歳　会社員
彼が子どもの頃
両親はケンカが絶えず
××× ×××
××× ×××
ケンカが始まると彼はいつも
××× ×××
玄関に飾ってあった

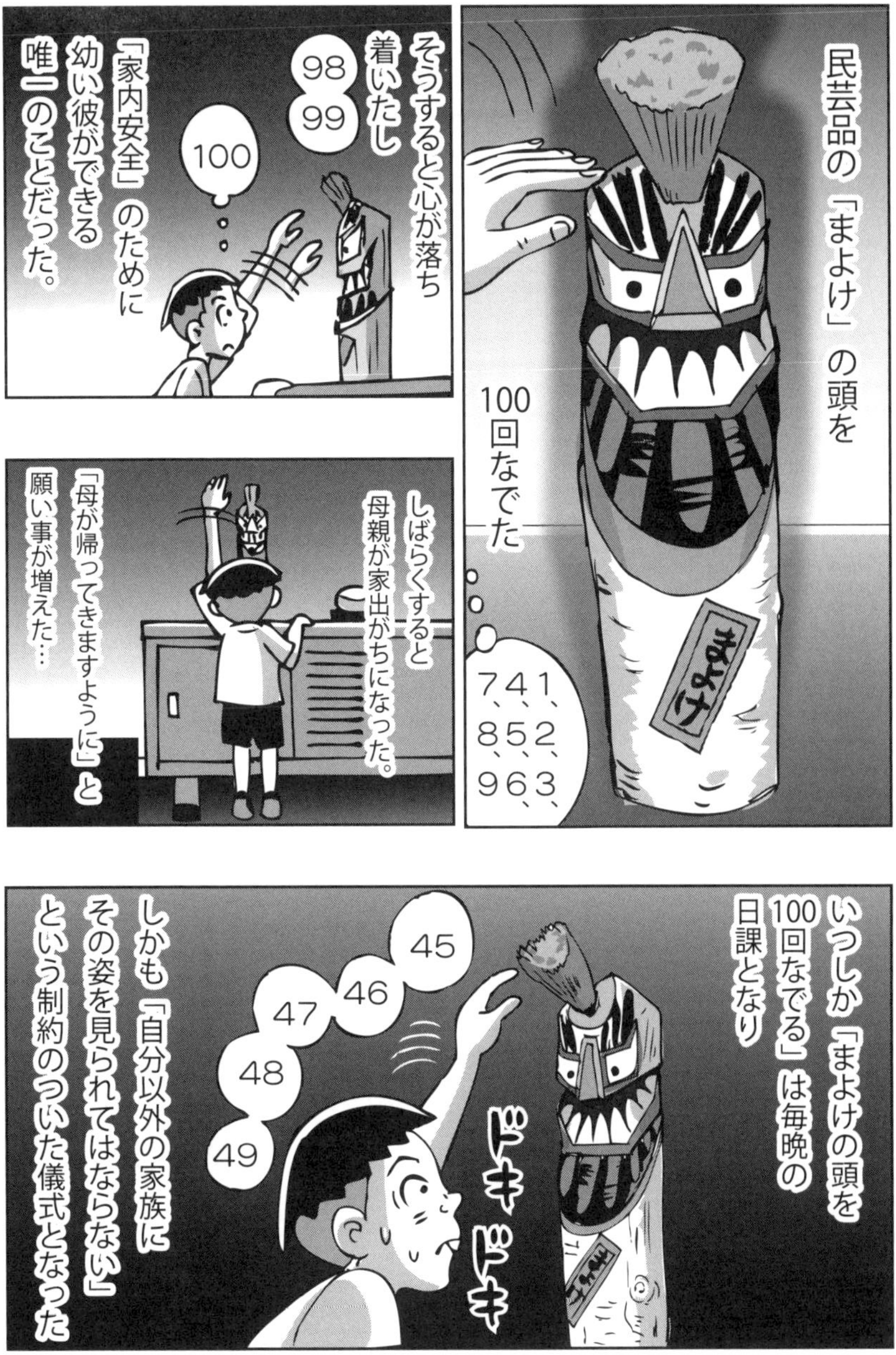
民芸品の「まよけ」の頭を
100回なでた
まよけ
1、2、3、
4、5、6、
7、8、9、
そうすると心が落ち着いたし
98
99
100
「家内安全」のために
幼い彼ができる
唯一のことだった。
しばらくすると
母親が家出がちになった。
「母が帰ってきますように」と
願い事が増えた…
いつしか「まよけの頭を
100回なでる」は毎晩の
日課となり
45
46
47
48
49
ドキドキ
しかも「自分以外の家族に
その姿を見られてはならない」
という制約のついた儀式となった

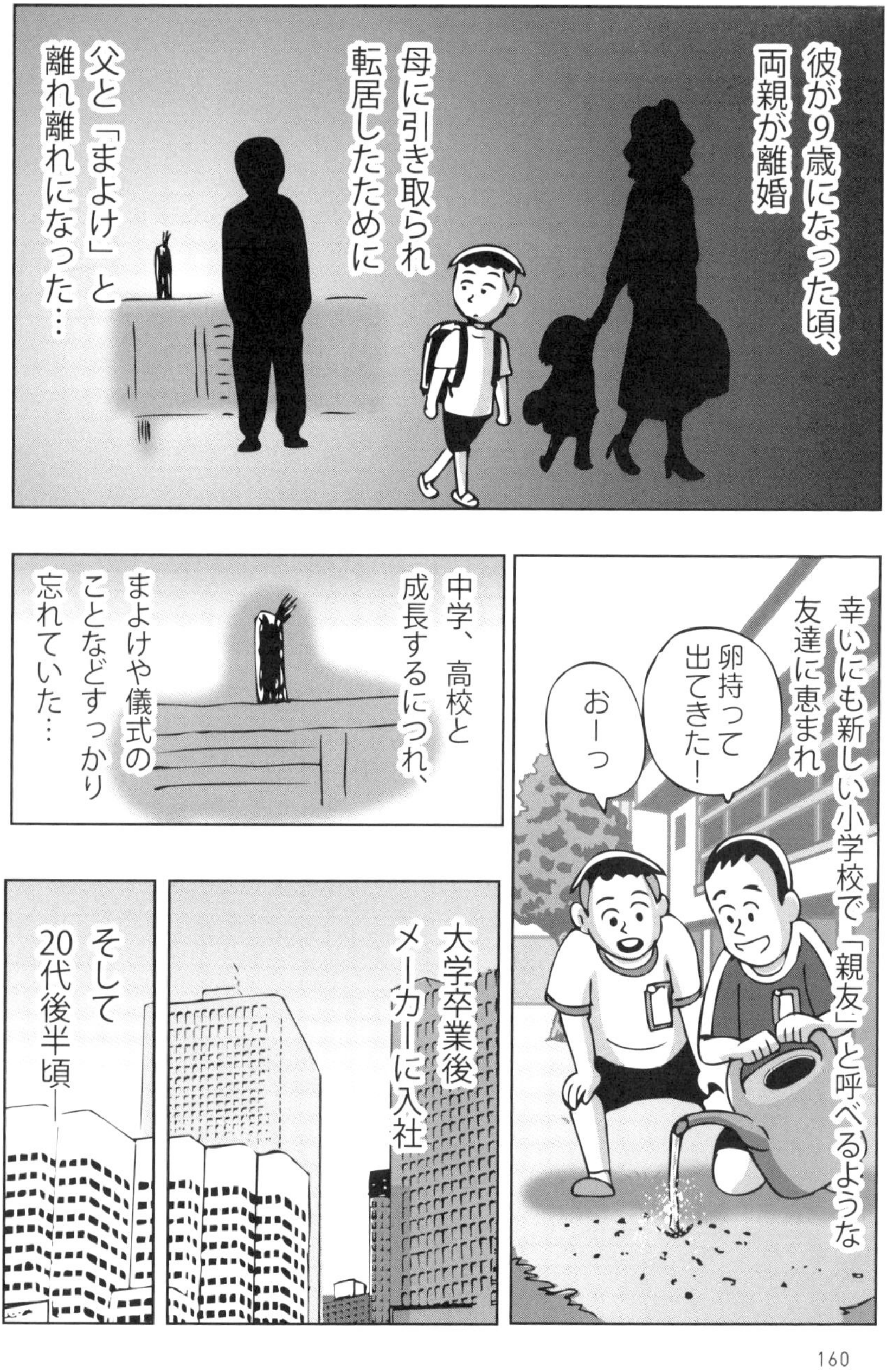
彼が9歳になった頃、両親が離婚
母に引き取られ転居したために
父と「まよけ」と離れ離れになった…
幸いにも新しい小学校で「親友」と呼べるような友達に恵まれ
卵持って出てきた!
おーっ
中学、高校と成長するにつれ、
まよけや儀式のことなどすっかり忘れていた…
大学卒業後メーカーに入社
そして20代後半頃——

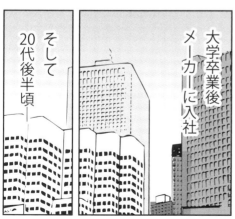

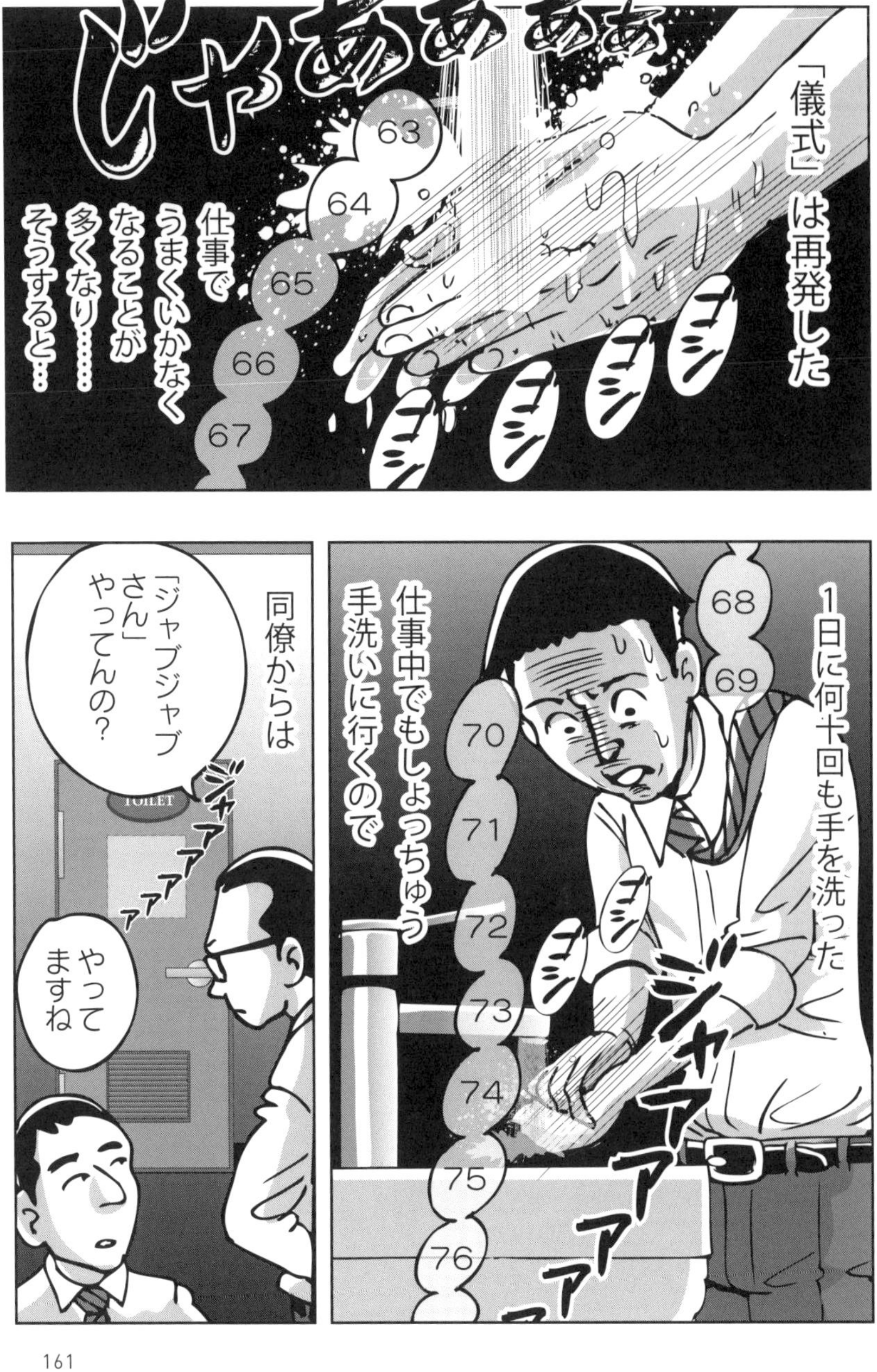
「儀式」は再発した
じゃあああああ
ゴシ ゴシ ゴシ ゴシ ゴシ
63 64 65 66 67
仕事でうまくいかなくなることが多くなり……そうすると…
1日に何十回も手を洗った
68 69
仕事中でもしょっちゅう手洗いに行くので
70 71 72 73 74 75 76
ゴシ ゴシ
ジャアアアア
同僚からは
「ジャブジャブさん」やってんの？
ジャアアアアア
TOILET
やってますね

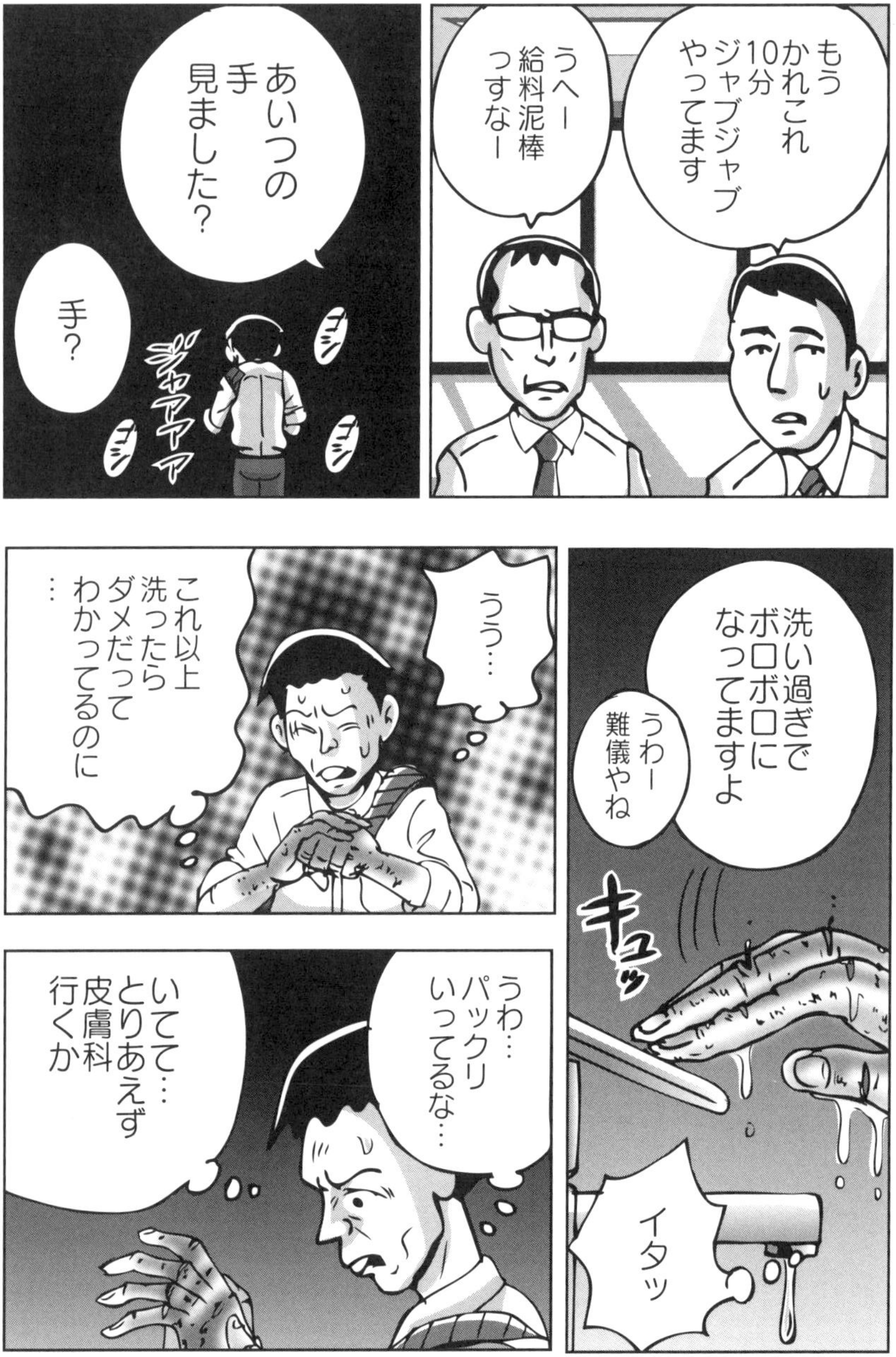

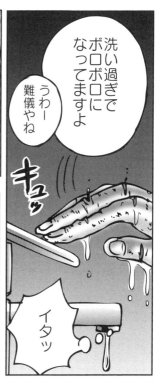

もう
かれこれ
10分
ジャブジャブ
やってます
うへー
給料泥棒
っすなー
あいつの
手
見ました？
手？
ジャアアア
洗い過ぎで
ボロボロに
なってますよ
うわー
難儀やね
キュッ
イタッ
うう…
これ以上
洗ったら
ダメだって
わかってるのに
…
うわ…
パックリ
いってるな…
いてて…
とりあえず
皮膚科
行くか

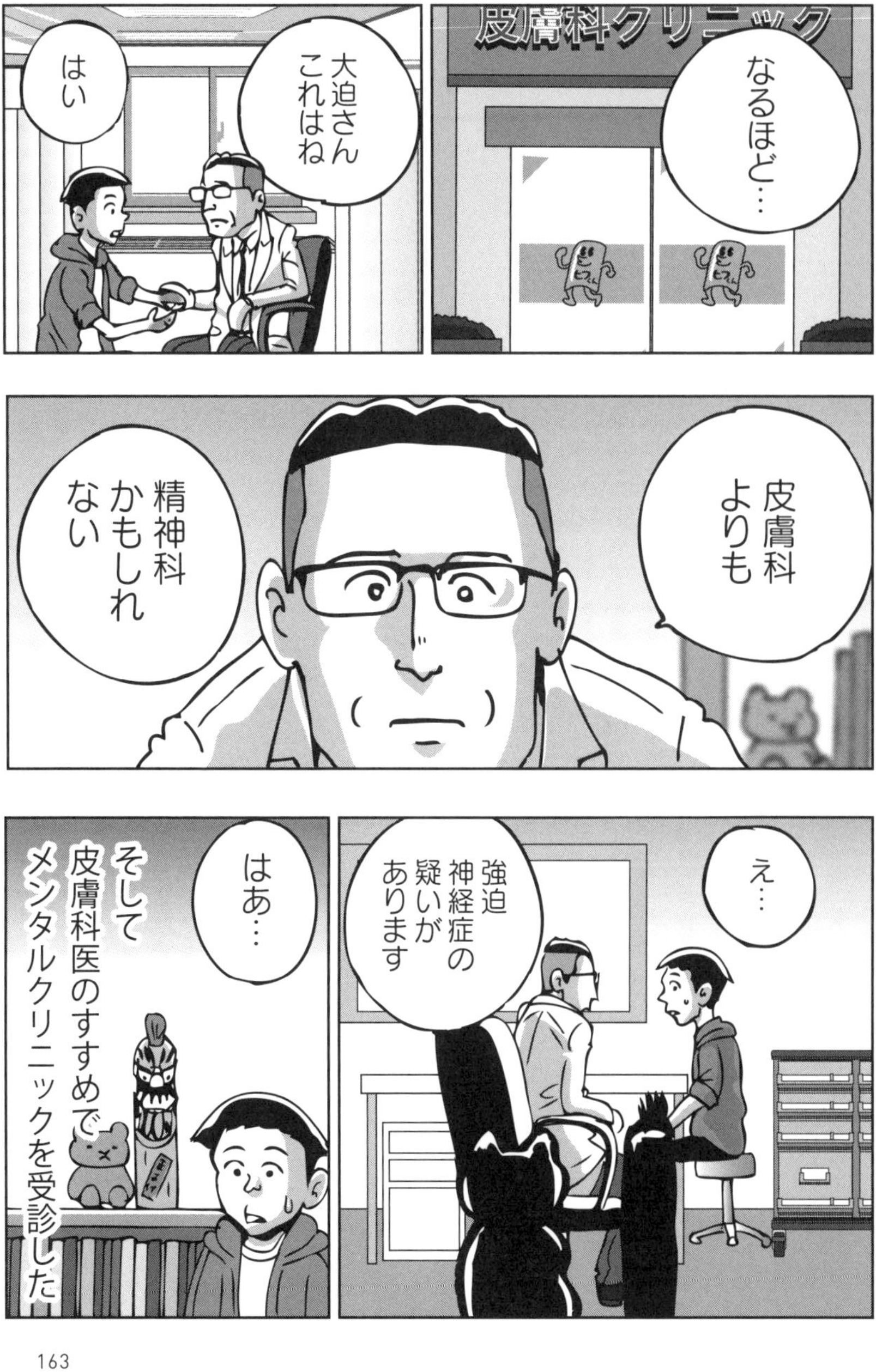
皮膚科クリニック
なるほど…
大迫さん これはね
はい
皮膚科よりも
精神科かもしれない
え…
強迫神経症の疑いがあります
はあ…
そして皮膚科医のすすめでメンタルクリニックを受診した

## 強迫症とは

強迫症とは、ある特定の行動や考えの繰り返しに時間を奪われてしまう状態を指します。たとえば、家の中のものを消毒するのに毎日何時間もかける、1日に何度も手を洗う、朝、家を出る前に戸締りや火元の確認を異常なほど繰り返す、などといった行動をしてしまう人がいます。それをしなければ「手についた菌が繁殖して増えてしまう」「誰かが家に侵入してくる」「火事になってしまう」といった強いイメージが頭に浮かび、このイメージを消すためには決められた同じ行動を繰り返さずにはいられなくなってしまうのです。本人はこれらのイメージが現実離れしていることは頭ではわかっているのですが、あまりにもイメージの力が強く、不合理な行動を止めることができません。多くの場合、こういった強迫観念（意志に反して頭に浮かんでしまって払いのけられない考え）と強迫行為（強迫観念や不安を打ち消すための行動）の2つがセットになっています。

| | | |
|---|---|---|
| 症状 | 心に現れる症状 | 「汚い！」「前に立っている人を殴ってしまうんじゃないか」といった考えやイメージが勝手に頭に浮かび、緊張や不安、恐れ、罪悪感、嫌悪感、憂鬱を感じる。強迫行為を阻止された場合に不快な感情が強くなる、など |
| | 行動に現れる症状 | 頻繁に手を洗う、電化製品のスイッチを切ったか、家の鍵をかけたかなどを執拗に確認する、不要なものを溜め込む、すべてのことが大丈夫かどうか、周囲の人に繰り返し尋ねる、など |

| | |
|---|---|
| 原因 | 遺伝、ストレスのかかる出来事、生活の変化（思春期に突入した、子どもが生まれた、新しい仕事についた等）など。特定の細菌感染症の後に発症することもある。 |

## 強迫症チェックリスト

- □ 「手を洗う、順番に並べる、確認する」といった繰り返しの行動を行わないと気が済まない
- □ 頭の中に繰り返し浮かぶ「イメージや言葉」があって、苦しい
- □ 繰り返しの行動や頭に浮かぶ思考が「無意味なこと」だとわかっているのにやめられない
- □ 繰り返しの行動や頭に浮かぶ思考のせいで、時間をかなり無駄にしている

↓

**上記のうち、2個以上当てはまる人は、この章をしっかり読んでください。**

# 問題は日常生活に支障が出ているかどうか

――「無意味な行為がやめられない」「これをやらないと居てもたってもいられなくなる」という経験がある人は多いと思いますが、性格の問題ではなくて、強迫症という病気の可能性もあるのですね。どのような病気なのでしょうか。

強迫症には**強迫観念と強迫行為**の2つの症状があります。強迫観念とは「頭から離れない考え」を指します。たとえば「○○は不潔に違いない」「それに触れた私も汚い！」などと思い込んでしまうことが挙げられます。こうした考えは、頭の中に浮かぶ強いイメージとして嫌悪感と共に現れるため、なかなか追い払うことができません。

――強迫観念というのは「強い思い込み」に近い感じなのですね。

これに対して強迫行為は**強迫観念から生まれた不安を打ち消すために行う行為**のことで

す。「○○に触れた私は不潔に違いない」から「過剰に手を洗う」「ドアノブやつり革にさわるのをかたくなに拒否する」という行動をしてしまうわけです。欧米では、全人口のうち強迫症にかかっている人は50～100人に一人の割合と言われており、WHOの報告では、生活上の機能障害を引き起こす十大疾患の一つに挙げられています。

――1―2％ということは結構ポピュラーな病気と言えそうですね。具体的にはどのような症状が多いのでしょうか？

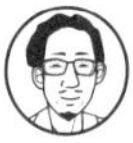

代表的なものとしては、以下のような例が挙げられます。

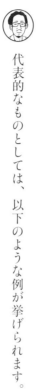

**●不潔恐怖と洗浄**

汚れや細菌汚染などへの恐怖から過剰に手洗い、入浴、洗濯を繰り返す。ドアノブや手すり、電車のつり革などがさわれない。

**●加害恐怖**

誰かに危害を加えたかもしれないという不安が心を離れず、新聞やテレビで事件・事故として報道されていないか確認したり、警察や周囲の人に問い合わせたりする。

**●確認行為**

戸締まりをしたか、ガス栓を締めたか、電気器具のスイッチを消したかなどを過剰に確認する（何度も確認する、じっと見張る、指差し確認する、手でさわって確認するなど）。

**●儀式行為**

決まった手順で物事を行わないと、恐ろしいことが起きるという不安から、常に同じ方法で仕事や家事をしなくてはならないと思い込む。

**●数字へのこだわり**

不吉な数字や幸運な数字に、縁起をかつぐというレベルを超えてこだわる。

**●物の配置、対称性などへのこだわり**

物の配置に一定のこだわりがあり、しつこく整理整頓したり、そうなっていないと不安になったりする。

――以前住んでいたアパートでの話なのですが、隣に住んでいた人が出勤前に必ず、何度も何度も鍵がかかっているかを確かめていました。毎朝ドアをガチャガチャさせる音で目が覚めるので、最初は何かと思ったのですが……。彼も強迫症を患っていたのでしょうか？

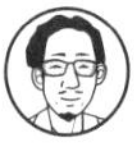

その状況だけではなんとも判断できませんが、一種の強迫行為だった可能性もあると思います。診断基準では、これらの強迫行為や強迫観念が強すぎて、「1日40分以上時間をかけてしまう」場合には強迫症と診断するようになっています。ただ、こういった症状に悩まされていても、自分の性格の問題だと考えて、受診をしていない人も相当数いると考えられます。

――潔癖症だったり、過度に几帳面だったりする人なども強迫症の一つなのでしょうか？

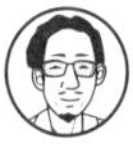

潔癖症の人や几帳面な人がすべて強迫症というわけではなく、日常生活に影響があるかどうかという点で判断します。**強迫症は誰もが経験することの延長線上にある**のも特徴です。戸締りをしたかどうか不安になったり、なんとなく手が洗いたくなったりするこ

とは誰でもありますよね？

――確かに！　いつもというわけではないですが、エアコンつけっぱなしで家を出てきたんじゃないかと急に不安になるときはあります！

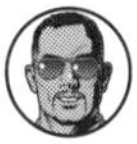

私は強迫観念や強迫行動とは無縁ですね（キリッ）。

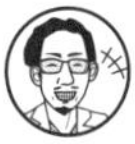

そうですか。それは良かった。

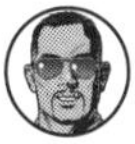

はい、強いて言うならば**脚のトレーニングはスクワットから始めないと気が済まない**のでパワーラックが空くまで30分でも1時間でも待ったり、サプリメントを取り始めたはいいものの、やめたら筋肉に良くない気がしてやめられず家計が圧迫されたりしております！　EAA、アシュワガンダ、ALA、GABA、マルチビタミン、クレアチン、グルタミン、脂溶性ビタミンC、CISSUS、フィッシュオイル、CLA、マカ、アルギニン等々を摂ってます！　あ、あと、サプリメントのストックが1カ月分を切ると不安になったりイライラしたりします！

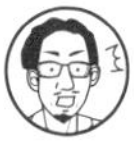

**うん、それ完全に強迫に片足突っ込んでますね。**筋トレ&サプリメント強迫……。脚のトレーニングはさておき、サプリメントの方は日常生活に影響をきたしていますよね？

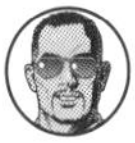

はい！　朝食と夕食の後に飲むんですけど、ボトルだけでも10本以上あるのでメチャメチャ面倒ですし、キッチン周りの収納がサプリメントに征服されています！　**健康のためなら死ねるので仕方がありません！**

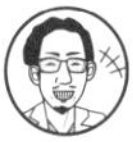

うん、まあ、日常生活にそこまで悪影響もなさそうですし良いと思います（笑）。

――よ、良かったですね……。一般の人は、どのような場合に専門家に相談するべきなのでしょうか？

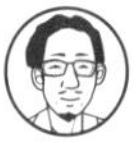

繰り返しになりますが、**日常生活に支障が出ているかどうかがポイント**になります。たとえば、戸締りや火元の確認に数時間かかるので毎日仕事や学校に遅刻してしまうといったぐあいですね。もう一つは家族や周囲の人に迷惑がかかっていないかどうか。家族

や同僚にも過度の清潔さを強く求め、人間関係がうまくいかなくなった、という人もいます。

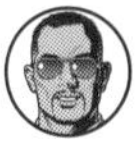

あ、日常生活で言うと、ぼく食事にもメチャクチャこだわりがあって。

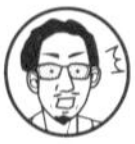

無縁とか言ってたくせに次から次へと出てきますね（笑）。お聞かせください。

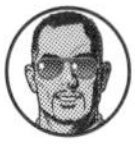

ぼく、３時間以上は食間を空けたくないのです。**必ず３時間ごとに30ｇ以上のタンパク質を摂取しないと気が済まない**のです。３時間以上空くと、如実に機嫌が悪くなり、思い込みかもしれませんが頭の回転が遅くなります。これ、何の対策もしないと日常生活に大きな支障をもたらすと思うんですけど、対策はばっちりです。出かけるときは、どんな状況にも対応できるように携帯用のプロテインバーを２～３本と、サラダチキンを持って出かけます。会議中でも、皆さんがコーヒーやお茶を飲んでいるときに**ぼくは当たり前のようにプロテインを飲んでいます。**

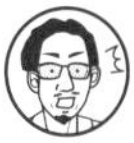

かなりギリギリのラインですが……。それで仕事が順調なら問題ないですね。大事なこ

とは対策を講じることだと思います。

――強迫症に対してはどんな治療を行うことが多いのですか？

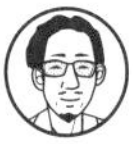

強迫症に対する十分なエビデンスのある治療法は認知行動療法です。

――認知行動療法という言葉は聞いたことがありますが、どんな治療なのでしょうか？

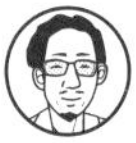

はい、まず「認知」とはものの考え方やとらえ方のことを指します。認知行動療法では患者の認知に働きかけることで心を楽にしたり、ストレスにうまく対応できるような心の状態を目指したりしていきます。多くの精神疾患では、悲観的な考え方や自分自身を極端に否定する思考（「汚れてしまったから、それが原因で大変な病気になってしまうかもしれない」「上司に挨拶したけど無視された。嫌われているに違いない」など）に陥りがちです。でも、「多少手が汚れた」という事実と、それに対する「だから大変な病気になってしまうかもしれない」というとらえ方、つまり認知にはズレがあります。認知行動療法では「多少手が汚れた」→「病気にはならない」という風にもともとの認

知と現実の食い違いを検証することで、認知の偏りを認識していきます。「上司に無視された」→「上司は私のことが嫌いなのかもしれない」といった悲観的な考え方をしがちな人で言えば、「上司に無視された」→「イヤホンをしていたので気づかなかっただけかもしれない」といった新しい思考パターンを発見することで問題解決を図っていくのです。認知行動療法はうつ病や不安症、強迫症などの多くの精神疾患に効果があるとされています。

――精神疾患の人はネガティブになりがちなので、ポジティブ思考に変えていくということですか？

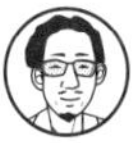

というよりは、極端に楽観的になったり悲観的になったりするのではなく、現実に即したフラットなもののとらえ方ができるように導いていく、と言った方が近いでしょう。

今お話ししたことは認知行動療法の原則のようなもので、臨床の現場では認知だけでなく行動面に働きかけていくアプローチもあります。強迫症に対して実施される**「曝露・反応妨害法」**も認知行動療法の一種ですが、行動面に焦点を当てていく治療法です。かなり大雑把に説明すると、患者さんが**やらずにはいられなかった強迫行為を行わせず、**

**そのとき起きる変化を観察していきます。**たとえば、過剰に手を洗う人には汚いと思うものをさわってもらい、その後手を洗わないでおくとどうなるかを観察したり、家の施錠が過剰に気になる人の場合には、鍵をかけて外出し、施錠を確認するために戻らないとどうなるかを観察したりします。「手が汚れる」と「大変な病気になってしまうかもしれない」という認知があり、「過剰に手を洗う」という反応が起きますが、この反応の部分を妨害、つまりやらせないわけです。こうした課題を続けていくと、**「やらないと大変なことになる」と不安に思っていたことが実際にはそれほど問題にならないことを実感し、不安感が弱くなり、徐々に強迫行為にかける時間が減っていきます。**ただし、いきなりこうした治療を行うのではなく、強迫症の患者さんの多くが持っている抑うつや強い不安感に対して、まず抗うつ薬のＳＳＲ（セロトニン再取り込み阻害薬）による内服治療を行い、並行して認知行動療法が行われることの方が一般的です。

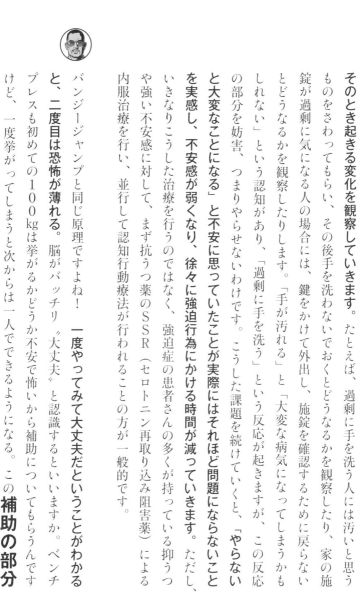

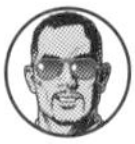

バンジージャンプと同じ原理ですよね！　**一度やってみて大丈夫だということがわかると、二度目は恐怖が薄れる。**脳がバッチリ〝大丈夫〟と認識するといいますか。ベンチプレスも初めての１００kgは挙がるかどうか不安で怖いから補助についてもらうんですけど、一度挙がってしまうと次からは一人でできるようになる。この**補助の部分**

**の役割を果たすのが治療**と。ベンチプレスの補助は筋トレ経験者やトレーナーについてもらわないと絶対にうまくいきません。それと同様、この治療は一見、一人でもできそうですが、その道のプロである精神科医や心理士の先生と始めることが安全性、確実性においてはとても大切そうですね。

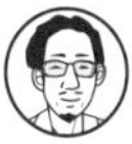

はい。ベンチプレスもいきなり100kgは持ち上げられないので、自分が挙げられる重量から徐々に増やしていきますよね。これと同じように強迫も**いきなり一番不安なことに暴露する、つまり直面させるのではなくて、できる範囲から行っていきます。**どこがギリギリの範囲なのかを見極めることが必要なので、一人では怖いな、難しそうだなと感じたときは専門家と相談しながら実施していくことが望ましいと思います。

# メンタルクリニック Q&A

はじめてメンタルクリニックに行く、という人のために、費用や時間、診療の流れなどのポイントをまとめました。

※一般的な例です

## Q 診療っていくらかかるの？

**A**

保険診療であれば、初診が3000円～6000円前後、再診は1500円前後です（※検査や治療内容によって料金が変わります）。

保険医療機関・生活保護法指定医療機関・指定自立支援医療機関の指定を受けている病院では、医療保険や公費負担制度を利用して治療を受けることができます。

## Q 時間はどれぐらいかかる？

**A**

初診は全体で1-2時間程度(検査や予診の有無によって変わります)で、その内医師による診察は20-40分程度です。再診の診察時間はおよそ5～15分程度です。待ち時間に関しては予約制かどうかなどで大きく変わるので、医療機関のシステムを確認しましょう。

## Q どんなことを聞かれるの？

**A**

どんなことで困っているか、困っている症状がある場合にはその症状がいつ頃から始まってどのように変化したかが尋ねられます。小さい頃のことやこれまでの生活について聞かれる場合もあります。

## Q 病気と診断されたらどうなるの？

**A**

必要な治療や、今後の見通しについて説明が行われます。基本的には診断を受けた病院で継続して治療を行うことが多いですが、より詳細な検査や専門治療、内科疾患の検査・治療が必要な場合には別の医療機関を紹介される場合もあります。

## Q 少し落ち込んでいるぐらいで相談に行ったら笑われないかな？

**A**

眠れない日が続いていたり、病気かもしれないことが心配だったりする場合は相談に行って大丈夫です。医療者は基本的に来院した方を拒むことはありません。ただ、「病気とは思っていない悩み相談」であれば、まずはカウンセリングルームや行政が実施している相談事業などを利用するのも１つの方法です。

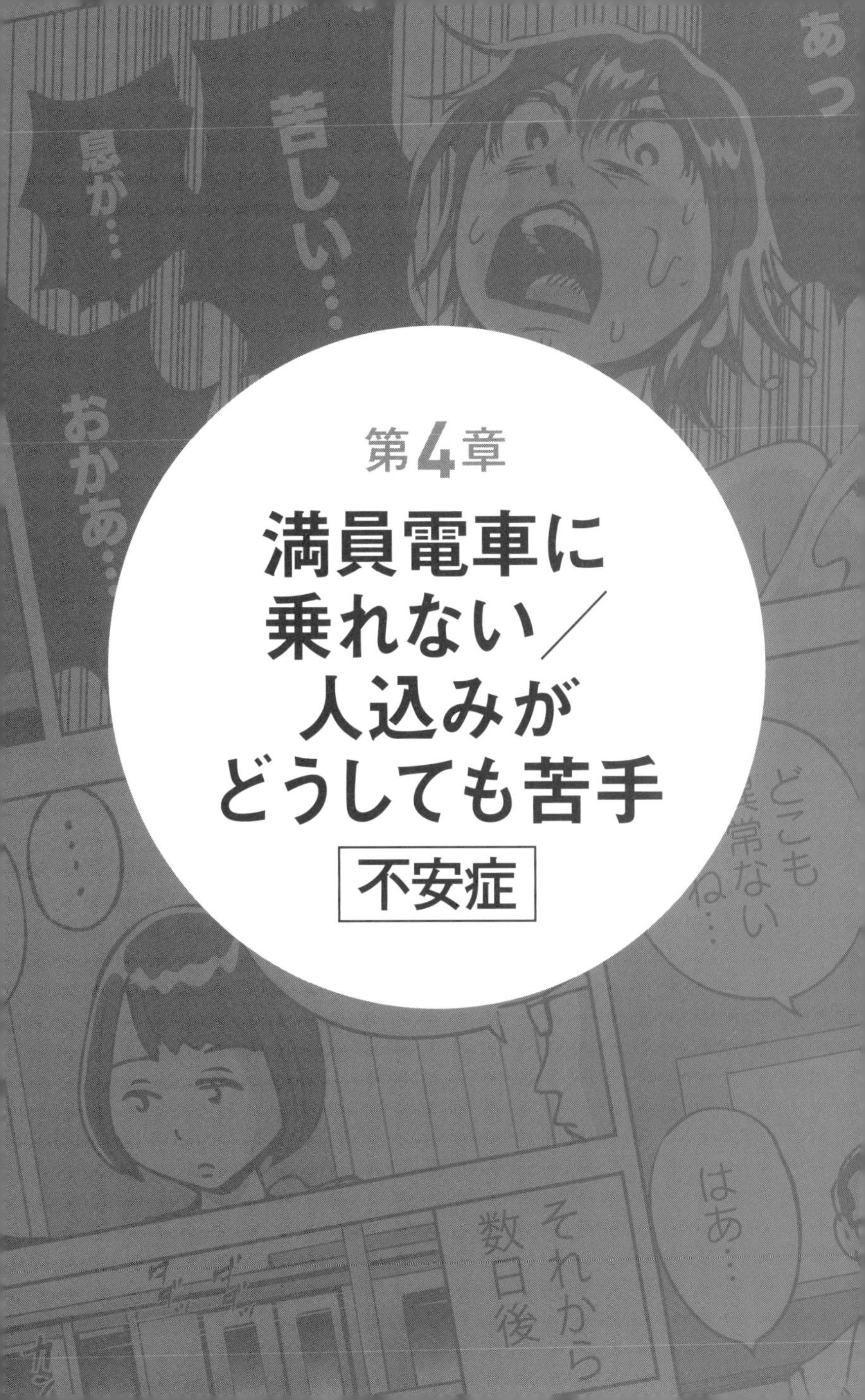


第4章

# 満員電車に乗れない／人込みがどうしても苦手

不安症

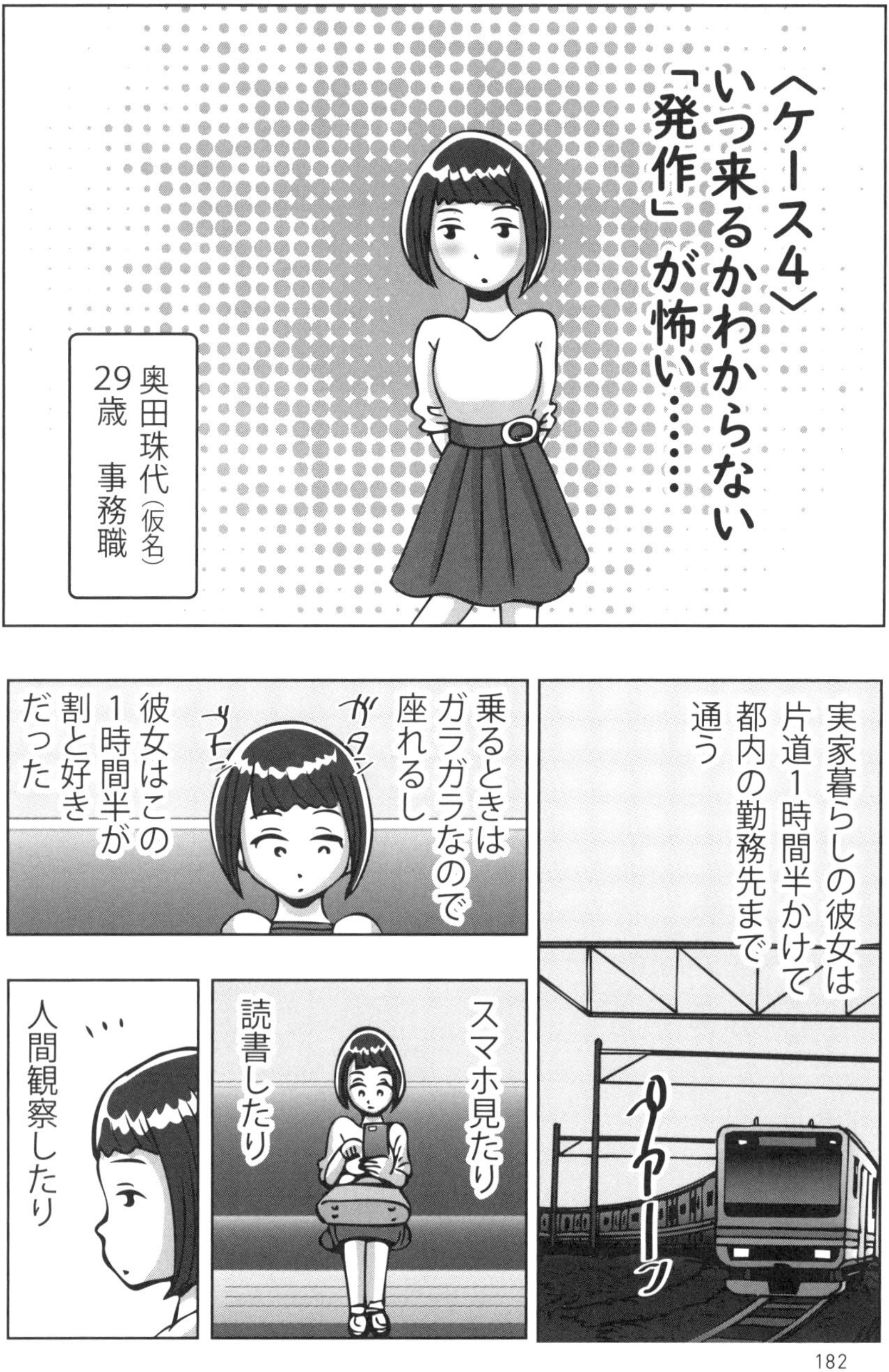
〈ケース4〉
いつ来るかわからない
「発作」が怖い……
奥田珠代（仮名）
29歳　事務職
実家暮らしの彼女は
片道1時間半かけて
都内の勤務先まで
通う
乗るときは
ガラガラなので
座れるし
ガタン
彼女はこの
1時間半が
割と好き
だった
スマホ見たり
読書したり
人間観察したり

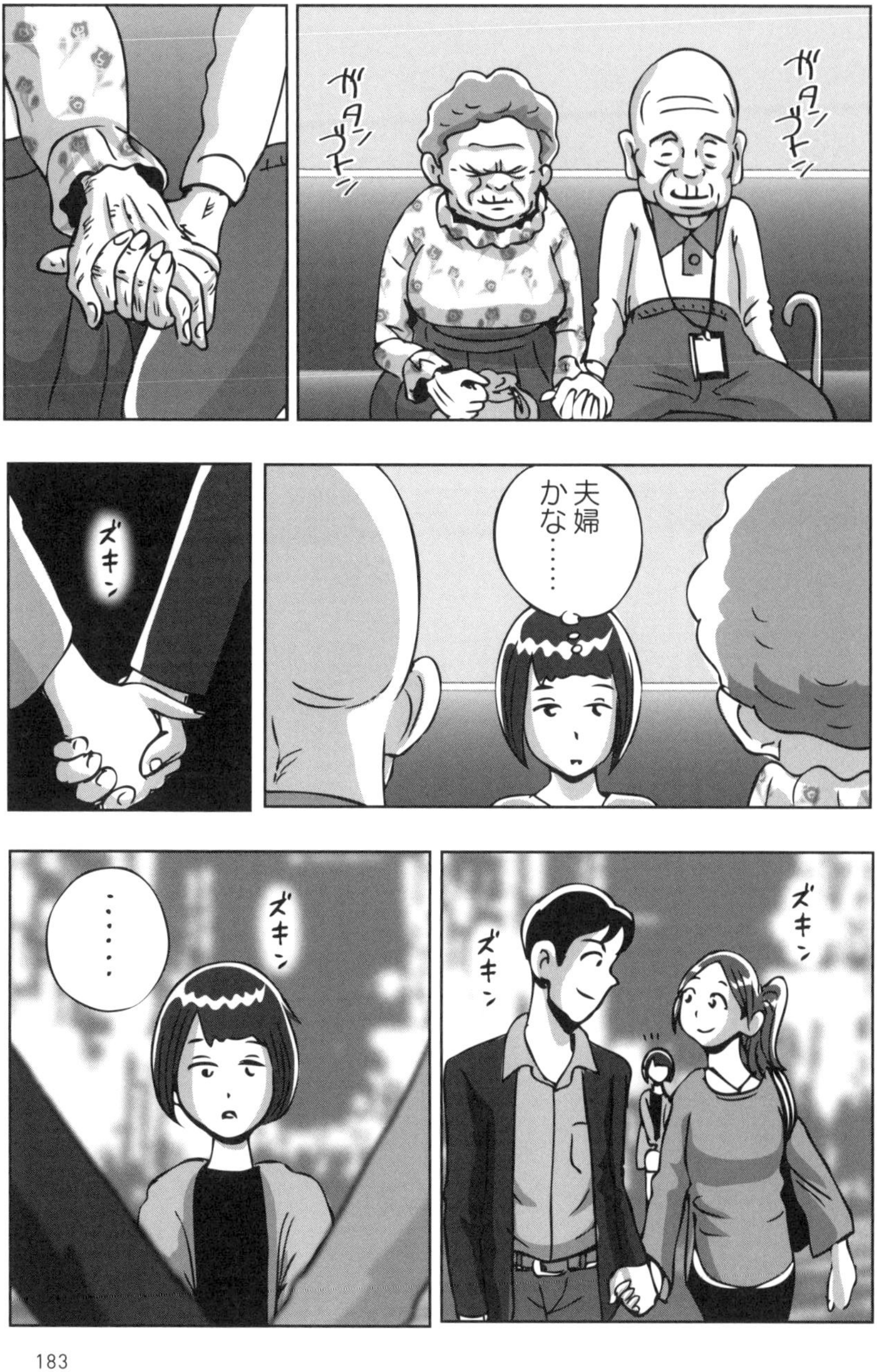
ガタン
ゴトン
ガタン
ゴトン
夫婦かな……
ズキン
ズキン
ズキン
……
ズキン

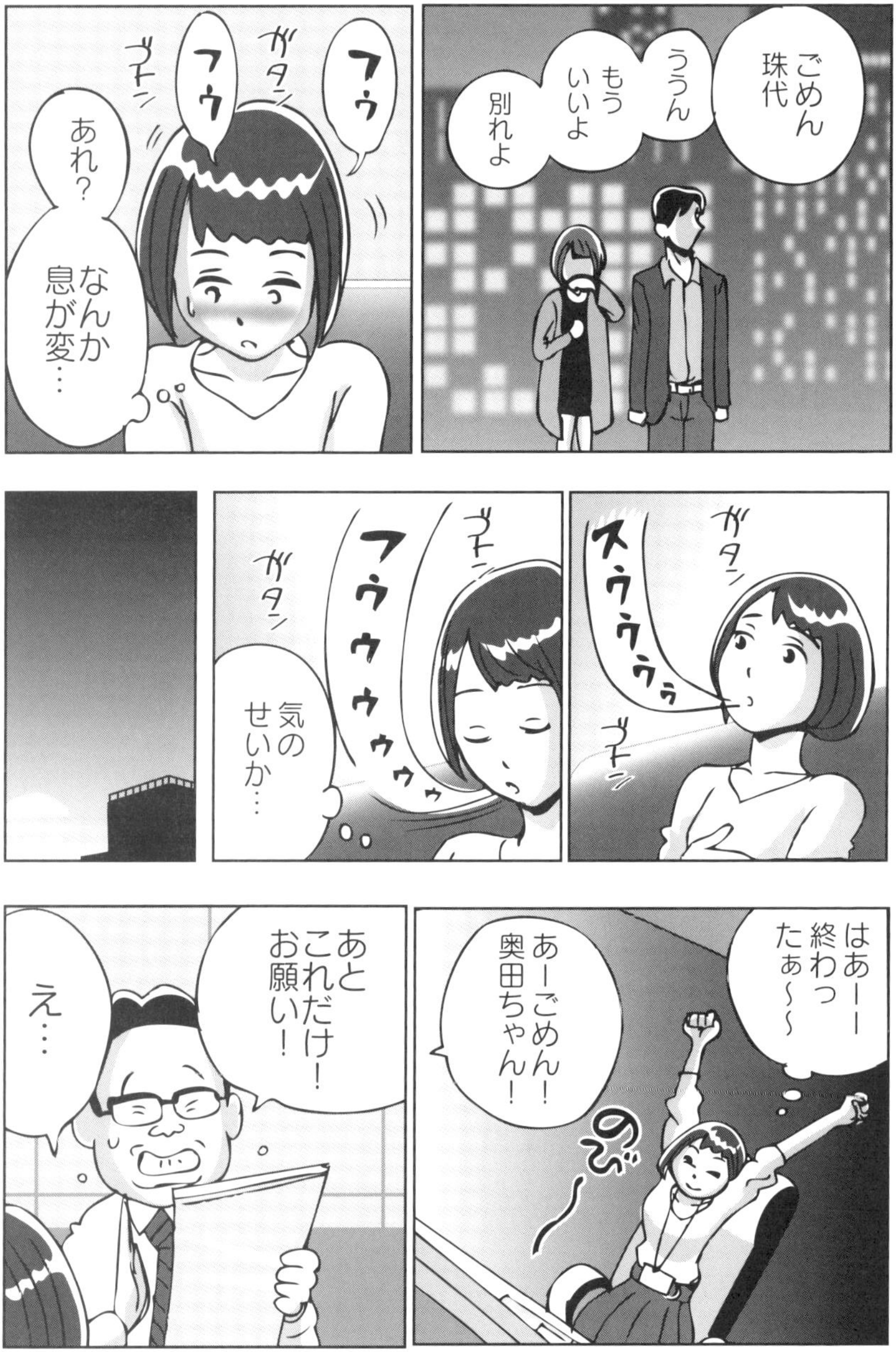
ごめん珠代
ううん
もういいよ
別れよ
フゥ
ガタン
フゥ
ゴトン
あれ?
なんか息が変…
ガタン
スゥウウゥ
ゴトン
ゴトン
フウウウウゥゥゥ
ガタン
気のせいか…
はあーー終わったぁ～～
あーごめん!奥田ちゃん!
のび～
あとこれだけ!お願い!
え…

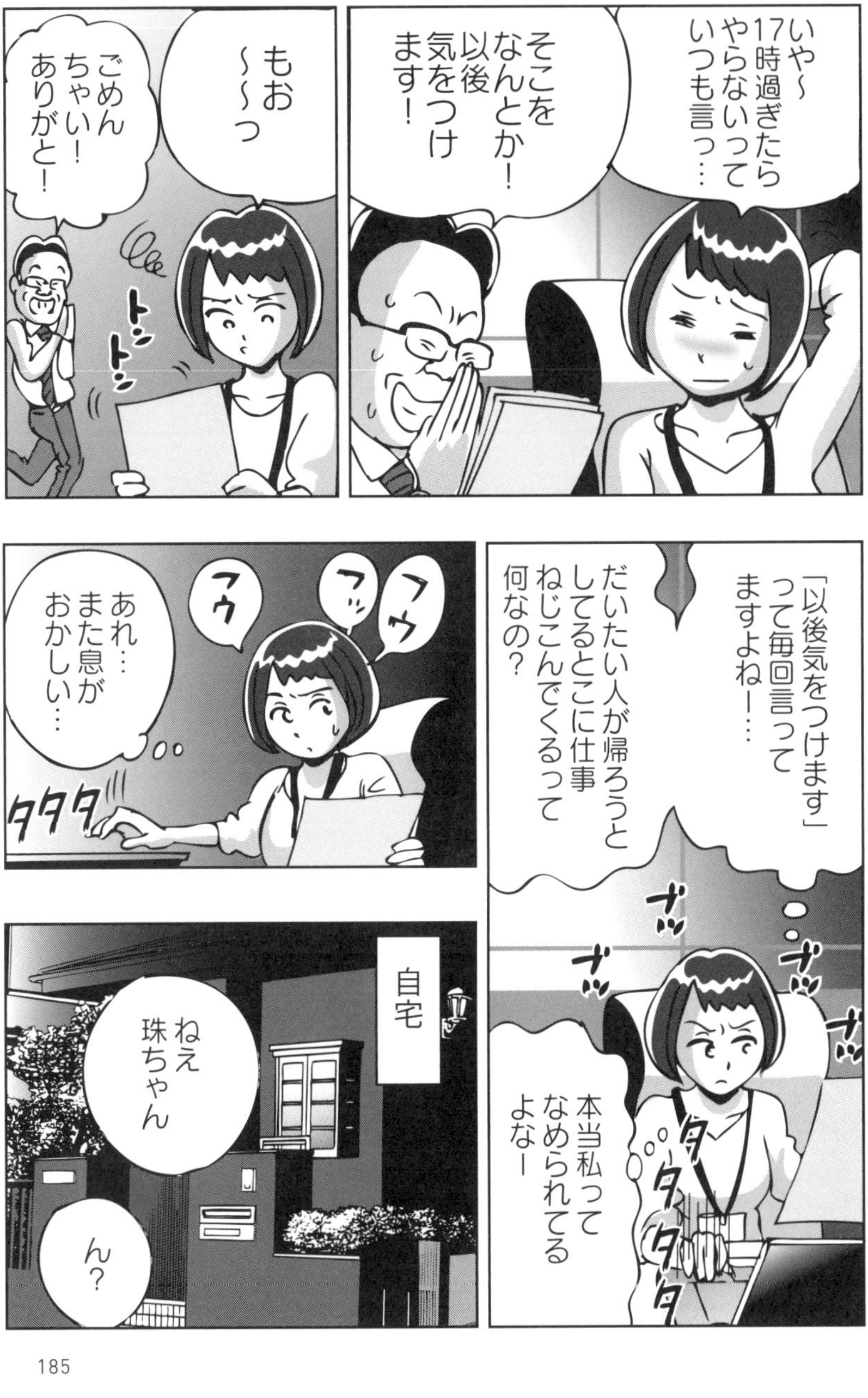
いや～
17時過ぎたら
やらないって
いつも言っ…
そこをなんとか!
以後気をつけます!
もお～～っ
トン
トン
ごめんちゃい!
ありがと!
「以後気をつけます」
って毎回言ってますよね－…
だいたい人が帰ろうとしてるとこに仕事ねじこんでくるって何なの?
ブツ
ブツ
ブツ
ブツ
本当私ってなめられてるよなー
タ
タ
タ
タ
フウ
フッ
フウ
あれ…
また息がおかしい…
タタタ
自宅
ねえ珠ちゃん
ん?

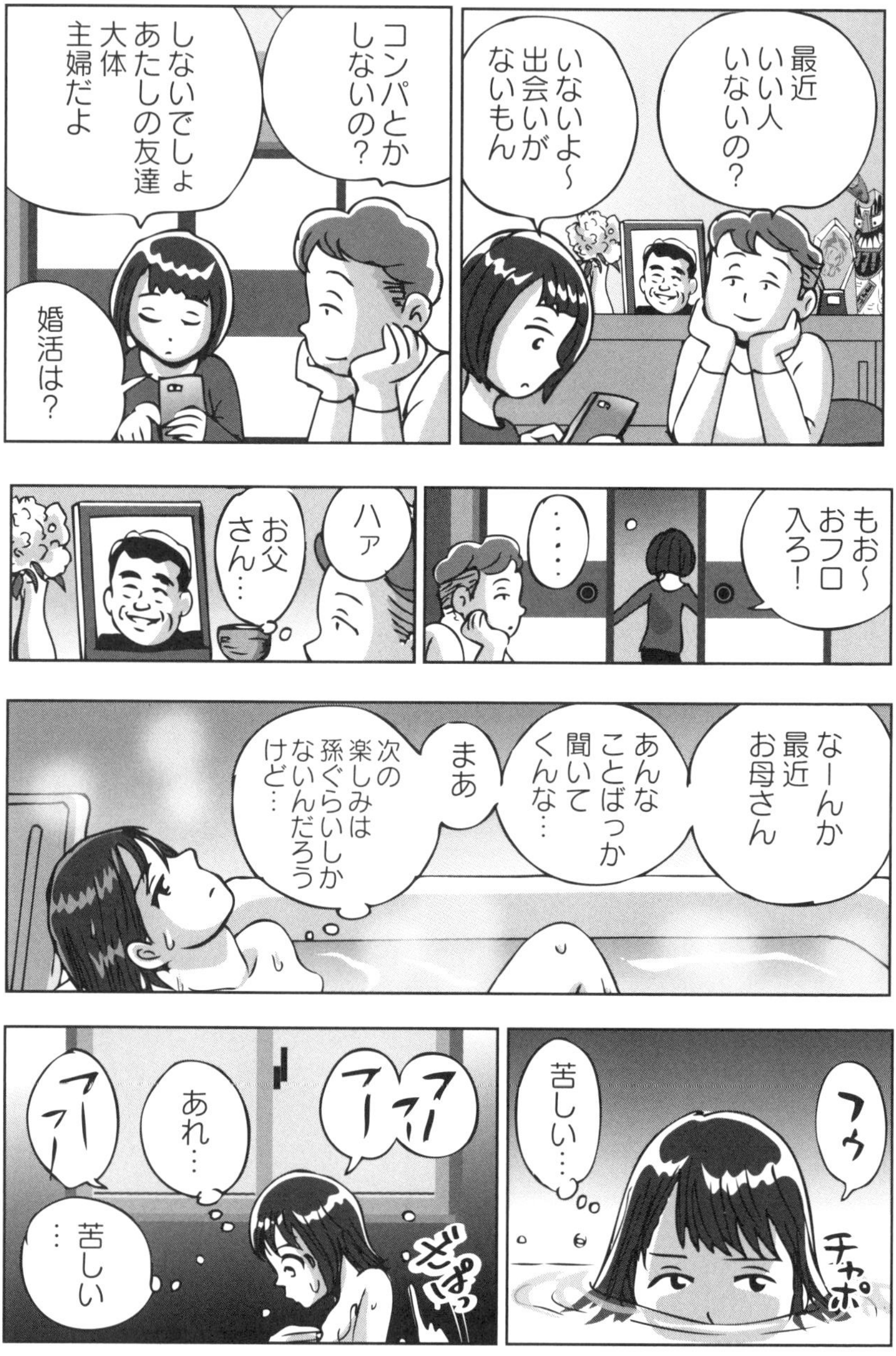
最近 いい人 いないの？
いないよ～ 出会いが ないもん
コンパとか しないの？
しないでしょ あたしの友達 大体 主婦だよ
婚活は？
もお～ おフロ 入ろ！
……
ハァ
お父さん…
なーんか 最近 お母さん
あんな ことばっか 聞いて くんな…
まあ
次の 楽しみは 孫ぐらいしか ないんだろう けど…
フゥ
チャポ
苦しい…
アァー アー
ざぱっ
あれ…
アァー
苦しい…

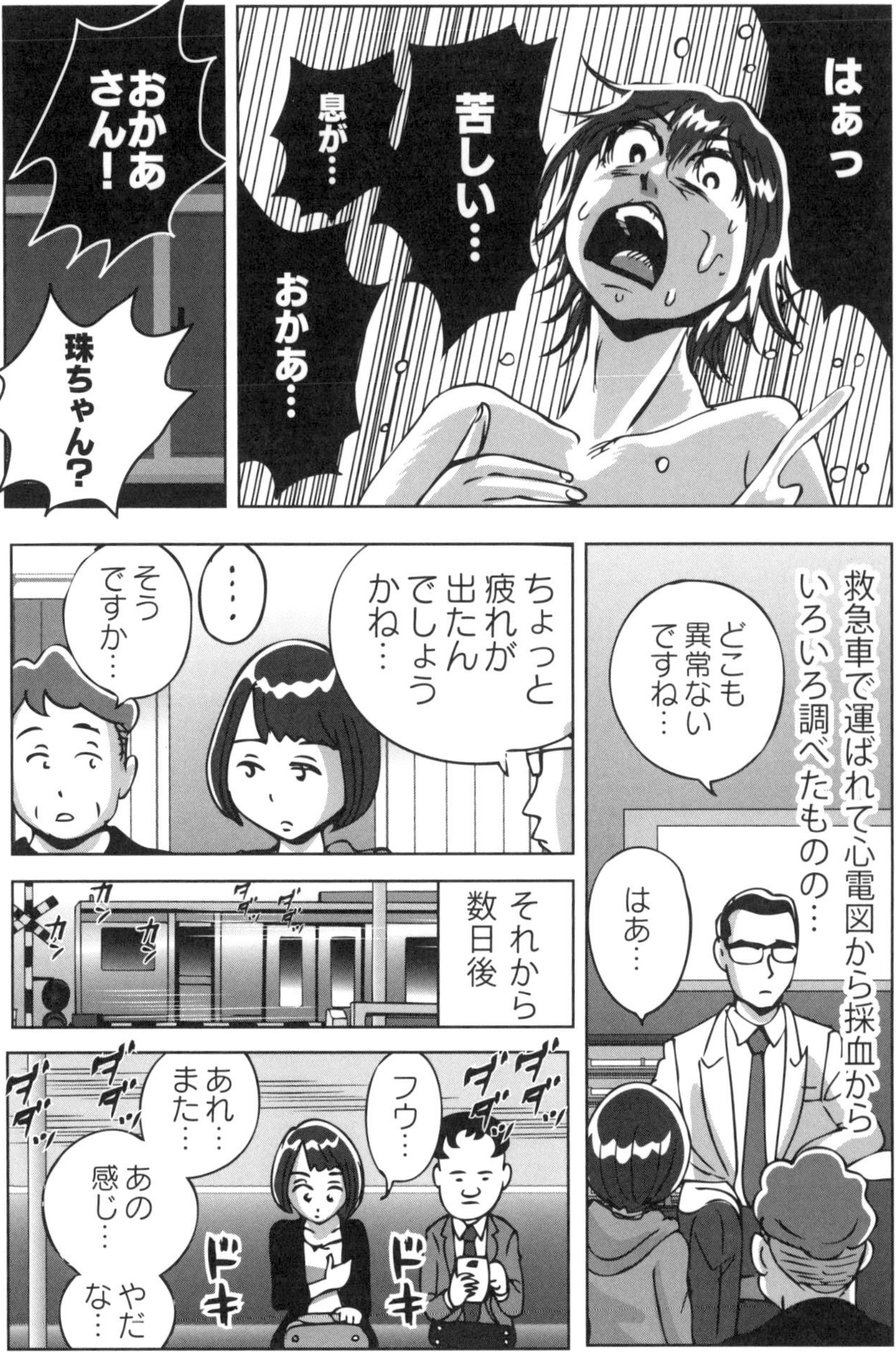
はぁっ
苦しい…
息が…
おかあ…
おかあさん！
珠ちゃん？
救急車で運ばれて心電図から採血からいろいろ調べたものの…
どこも異常ないですね…
はあ…
ちょっと疲れが出たんでしょうかね…
…
そうですか…
それから数日後
カン カン カン
ダッ ダッ
ダダッ ダダッ
フウ…
あれ…また…
あの感じ…
やだな…
ドキ ドキ

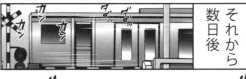

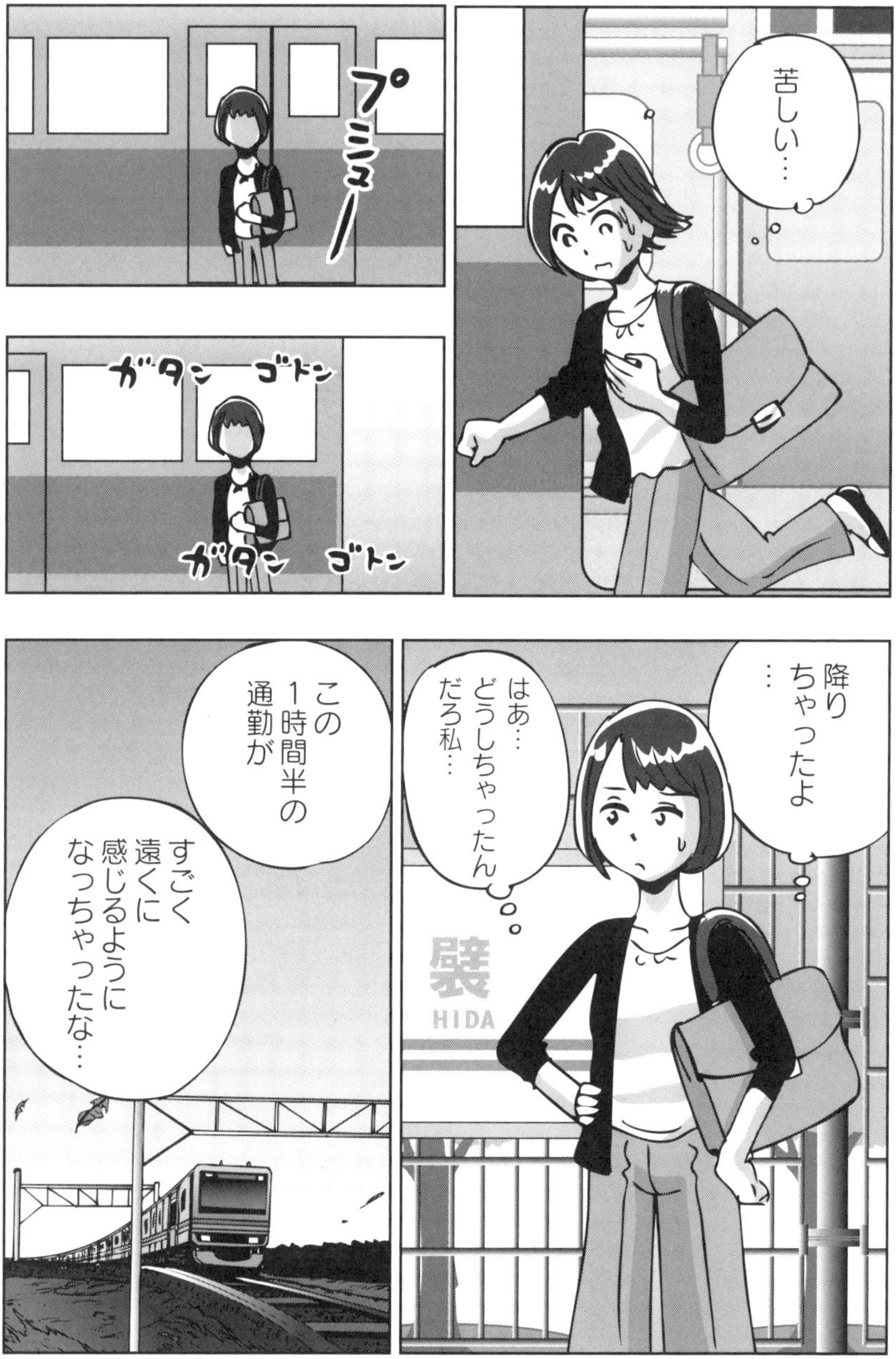
苦しい…
プシュー
ガタン ゴトン
ガタン ゴトン
降りちゃったよ…
はあ…どうしちゃったんだろ私…
HIDA
この1時間半の通勤が
すごく遠くに感じるようになっちゃったな…

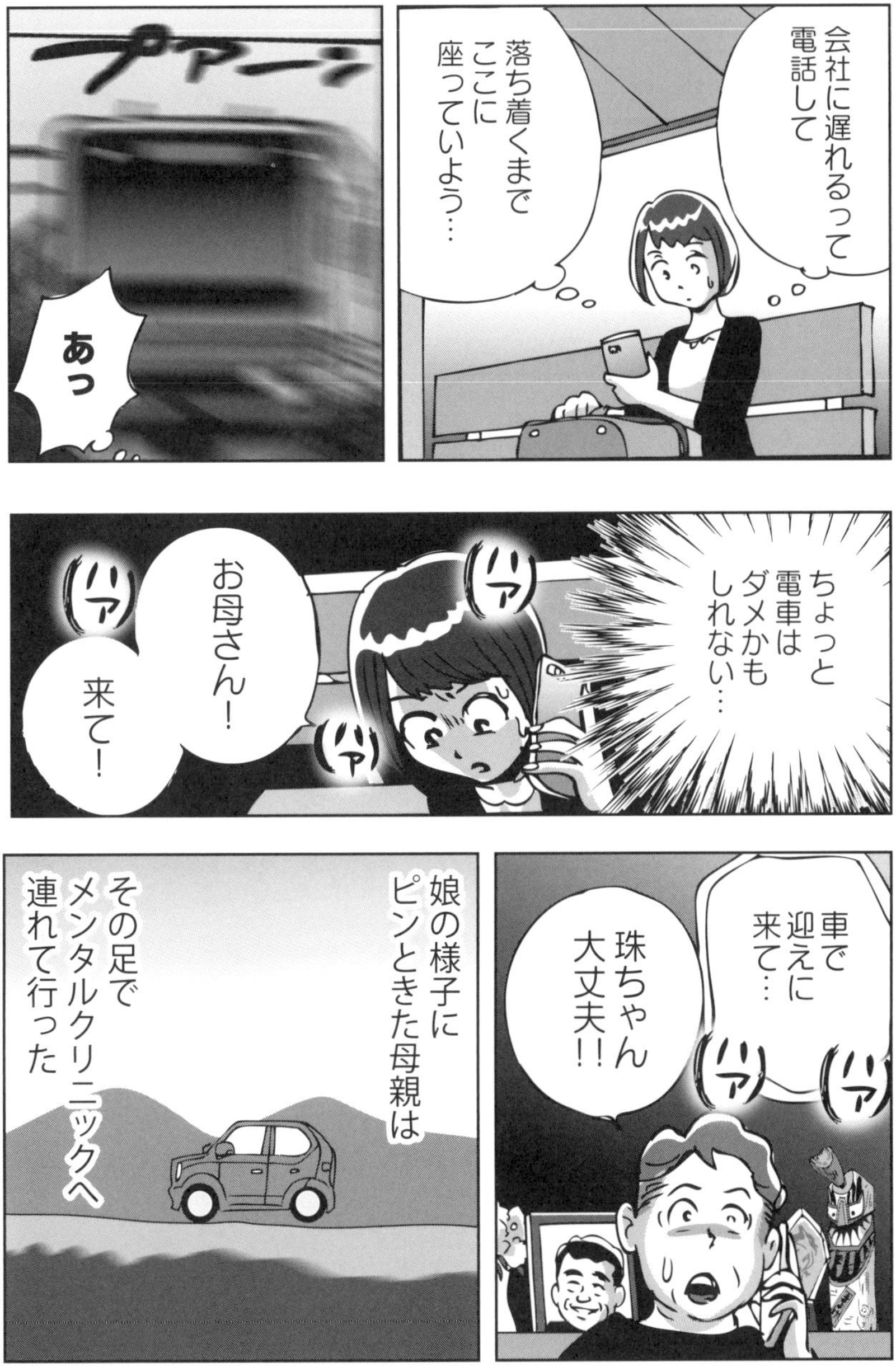

会社に遅れるって電話して
落ち着くまでここに座っていよう…
プァーン
あっ
ちょっと電車はダメかもしれない…
ハァ
ハァ
お母さん!
来て!
ハァ
車で迎えに来て…
ハァ
ハァ
珠ちゃん大丈夫!!
娘の様子にピンときた母親は
その足でメンタルクリニックへ連れて行った

# 不安症（パニック症など）とは

「気持ちが落ち着かない」「どきどきして心細い」といった症状は、「不安」や「緊張」と言われるもので、誰でも感じる感情の一種です。人前に出るときや、初対面の人に会うとき、試験の前などに強い不安を感じることは正常な反応だと言えます。ただ、原因となる心配事がないのに強い不安にとらわれていたり、実際に起きている問題の大きさに比べて不釣り合いに感情を揺さぶられたりしていたら、それは不安症と呼ばれる病的な不安である可能性があります。不安症には漠然とした不安にとらわれ、日常生活が妨げられる全般性不安症、突然強烈な不安や動悸・息切れに襲われ「このまま死んでしまうのではないか」といった考えに支配されてしまうこともあるパニック症、多くの人にとってはなんでもない状況や物に対して恐怖を感じる恐怖症などがあります。不安症や恐怖症は決して珍しい病気ではなく、10人のうち1人が一生に1度はかかることがあるとされています。

| | | |
|---|---|---|
| 症状 | **心に現れる症状** | いつも心配でたまらない、悪いことばかり想像する、イライラする、気分が沈む、将来を悲観する、絶望するなど |
| | **体に現れる症状** | 疲れが取れない、眠れない、脈が速くなる、冷汗が出る、筋肉が緊張し痛む、震える、呼吸が荒くなる、めまい、気が遠くなる、胃もたれ、下痢、口が乾く、トイレが近くなる、など |
| | **行動に現れる症状** | 外出ができなくなる、特定の場所に行けなくなる、思考力や集中力が落ちる、落ち着きがなくなる、など |

| | |
|---|---|
| 原因 | 遺伝、交通事故や地震、火事などの心的外傷後ストレス障害(PTSD)、覚醒剤、LSD、エクスタシーといった非合法薬物の使用、妊娠、転職、失業、引越し等の生活上の大きな変化など |

## 不安症チェックリスト

- □ 前触れもなく突然、動悸(心臓がドキドキする)、息切れ、胸の痛み、恐怖感に襲われることがある
- □ 電車や飛行機など、「逃げ場のない場所」が怖い
- □ 色々なことを心配しすぎるようになった
- □ 疲れやすい日が多い
- □ イライラして怒りっぽいことが増えた
- □ 集中できないことが多い
- □ 筋肉の緊張感が強い
- □ 心配事・不安なことを自分だけでコントロールできない
- □ リラックスできない日が増えた

⬇

**上記のうち、4個以上当てはまる人は、この章をしっかり読んでください。**

# 不安とどう付き合いながら生きるか

――漠然とした不安を抱えている、という人は多いと思いますが、通常の不安と病的な不安のボーダーラインは何でしょうか？

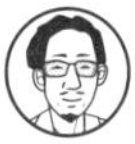

不安が病的かどうかの境界線は**「社会生活上不都合があるかどうか」**が判断の基準となります。簡単に言うと、「本人や周りが困るようになったら」治療や介入の対象になることがある、ということです。そのため、本人はとてもつらくても、周囲に理解されず、なかなか治療の対象とならないこともあり得ます。不安症にはいくつかの分類があり、**全般性不安症**、**パニック症**、**社交不安症**、**恐怖症**などに分類できます。

――知人にも、満員電車や飛行機の奥の座席に強い恐怖を感じる人がいます。

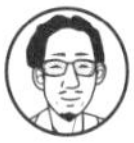

それは、**広場恐怖**と呼ばれる恐怖症の症状の可能性があります。同様の症状で悩まれる

方は多いです。他にも人といる場面に対して強い恐れを感じる**社交不安**や、虫や高所といった特定の状況で恐怖を感じる**特定の恐怖症**などがあります。これらの不安症状で注意が必要なのは、「不安を感じる状況を避け続ける」ことで、ますます不安症状が悪化してしまうことです。不安症状が悪化し、恐怖や不安が「コントロールできないもの」と考えるようになると、それを避けるために多くの時間を費やすようになります。

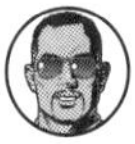

俺のもとには「漠然とした不安を抱えている」「すぐに緊張してしまう」っていう相談がメチャメチャ来るんだけど、俺がそういう人たちに第一に伝えるのは**「不安はあって当然です」「緊張して当然です」**ってこと。みんな不安や緊張を特別視、敵視しすぎてる。そんなものはあって当然。それらを完全に消し去ろうとするから失敗してさらに不安になる。緊張する。そもそも、不安や緊張を消し去ろうとするのが間違いなんですよ。不安や緊張は消し去るものではなく共存していくもの。常にポジティブでオールＯＫ！みたいに見える俺でも不安はあるし緊張もする。筋トレしても解消されないことだってある。ただ、そんなときでも焦ることはない。だって、**不安や緊張がある状態が自然だと思ってるから。**不安や緊張を敵視するか、不安や緊張はあって当然の空気のようなものだと認識するか、この差は大きいと思いますよ。**不安や緊張が大きくなり過ぎたら、**

**死ぬほど筋トレで追い込んで脳みそから考える余裕を奪ってしまいます。**先生、俺、今、メチャクチャ良いこと言った？　どう？　ほめて！　俺をほめて！！

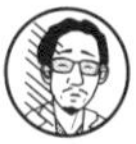

……。不安や緊張と共存していくという考え方は本当に大切で、悔しいですが良いことを言っています。そして、不安や緊張が大きくなり過ぎたときの筋トレはわたしも良く使います（笑）。

——実はぼくも爪をかなり短く切っていないと不安で居てもたってもいられなくなってしまうんです……。爪切りを7本ぐらい持っていて常に携行してますし、職場にも置いてあります。これも何らかのメンタルの症状なのでしょうか。

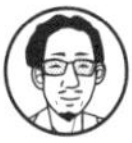

でも、それで仕事や普段の生活に支障が出ていなければ問題はないわけです。人間は生きている限り、不安がゼロになることは決してありません。**不安と付き合いながらどう生きていくかを考えた方がいい**のです。

——なるほど！　では強い不安がある場合、どんな治療が行われるのですか？

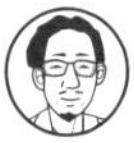

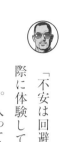

各種不安症の治療法として、エビデンスとして有効性が示されているのは、認知行動療法と薬物療法をあわせて行うことです。不安症に対する認知行動療法は「不安は回避すればするほど大きくなる」「不安の元となっている事態を回避せず、実際に体験してやり過ごすことで不安は小さくなっていく」という不安についての原則を知ることから始まります。その上で自分自身の「認知の偏り」を理解していきます。その過程で治療者とともに目標を設定し、その目標を達成していくために必要な行程を計画し、実践していくというのが大まかな治療の流れになります。

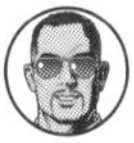

「不安は回避すればするほど大きくなる」「不安の元となっている事態を回避せず、実際に体験してやり過ごすことで不安は小さくなっていく」ってのが間違いなさ過ぎて……。人って不安・リスクを大きく見積もる傾向があるじゃないですか？　たとえばバンジージャンプとか、飛ぶ前は「ロープが千切れるんじゃないか？」「痛いんじゃないか？」とかありとあらゆるリスクを懸念して飛ぶのを躊躇するじゃないですか？　で、その躊躇する時間が長くなればなるほど恐怖心は増していく。でも、覚悟を決めて飛んでしまえば「なんだ、たいしたことねーじゃん。ってか楽しい！」とわかったりするわけです。

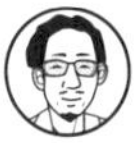

それに近いですよね。何事も一歩踏み込んで経験してしまえば怖くない。**人間は不安を大きく見積もり過ぎる。**これは常に意識しておきたいですね。ビビッてばかりじゃ人生始まりませんから。何事も正面から叩き潰す。いやー実に興味深い。認知の偏りに関しても、もう少し詳しく聞かせてください！

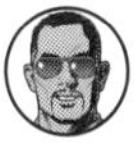

認知の偏りについて学ぶには「白黒思考」や「破局思考」といったものが理解しやすいでしょう。前者は「白黒はっきり物事を片付けないと気が済まない」ことにより困難に陥りやすい思考パターンです。世の中ってすべてが「白か黒か」って決まらないじゃないですか？　でもそれでは気が済まない人がいます。そのため対人関係や仕事がうまくいかなくなり、自分のことが許せなくなってしまうこともあります。破局思考は**「何をやっても」物事がダメな方向に進むと思い込んでしまう**という思考パターンです。このタイプの人はとにかく落ち込みやすく、うつになりやすかったり、不安でなかなか物事を進めることができなかったりします。

世の中の事象で白黒つけられることなんてほぼないので、この二元論の思考パターンに陥ってしまうとつらいですよね。ただ、白黒はっきりしているから好かれたり、中途半端な仕事はしないから物凄い活躍をしたりっていう人もいます。破局思考も同様で、「何をやっても」ダメな方向に進むことを想定するからこそ、あらゆるリスクを考慮した上で行動がとれるので人生の決断で失敗がなかったり、これまた仕事で物凄い成果を上げたりする人もいます。「白黒思考」や「破局思考」は個々のコミュニケーション能力、教養、立場、職種、時代、その他ありとあらゆる先天的要素や環境によってはプラスにもマイナスにもなるものなのかなと。**まさに、白黒つけられない（笑）。**

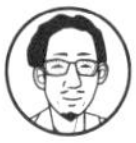

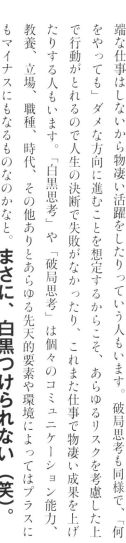

まったくその通りで、誰でも大なり小なりこういった傾向はあります。それに、人生の中でどういう経験をしたか、あるいはどんな時代や環境にいたかで、感じ方や対処法が変わります。だからこそ、白黒はっきりつけることで成功し続けた人は、それでうまくいくのでこの思考をあえて直す必要はありませんし、白黒はっきりつけすぎたせいで周囲から嫌われてしまった等のつらい経験をした人は、この認知の偏りを少しずつ変えていくことで周囲との関わり方が変わる可能性があります。つまり、**「この思考が絶対悪い」とか、「認知の偏りは必ず矯正しないといけない」というわけではなくて、本人が自分の傾向に気付き、それを少しでも楽な方向に変えていくために何ができるか、を考えていくことが重要**です。

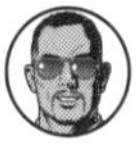

これが良い思考、これが悪い思考って本当に白黒つけられないんですよね。思考とその人の相性ってものがあるので、**全人類に当てはまる最強思考なんてものは存在しない。**大切なのは本人がどう感じているかであり、「生きづらいな」「この思考を変えたいな」と感じたときに、精神科医療の世界では認知行動療法をはじめとした認知の偏りを矯正する手段がありますよっていうのを知っておくだけでも良いと思います。そして、変えたいなと思ったら自らの意思で思考を変える。**思考は現実になります。**思考が変わると人生もガラッと変わるので、生きづらいなと感じている人にはそういう選択もあるということをぜひ知っておいていただきたいです。

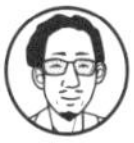

おっしゃる通りで、精神科医として患者さんの思考パターンを変えるお手伝いをさせていただくこともあります。不安が強すぎる患者さんには、不安階層表（次ページ参照）を作成してもらうことが有効です。**実際に行動を変えていくイメージを表にし、さらには実際に行動していくことで認知の修正を図っていく**わけです。不安階層表は、**場面と不安の大きさの組み合わせ**からなります。誰もが緊張する「プレゼンテーション」を例にとってみれば、「役員会でプレゼンする」ことを緊張レベル100とすると、「部署の中でプレゼンする」がレベル70、「後輩の前でプレゼンする」がレベル50、「自宅で妻の

## 不安階層表

| 具体的な行動 | 不安・苦痛の大きさ |
|---|---|
| 役員会でプレゼンする | 100 |
| 部署の中でプレゼンする | 70 |
| 後輩の前でプレゼンする | 50 |
| 自宅で妻の前でプレゼンする | 20 |

〈STEP②〉
不安が小さいものから
実践していく

〈STEP①〉
具体的な行動をリストアップし、不安の大きさを
0-100で示した不安階層表を作成する

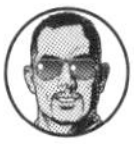

前でプレゼンする」がレベル20といったぐあいです。まずは**不安のレベルを可視化して、越えやすいレベルから少しずつ目標を達成していけるように導いていく**のです。

ぼくアメリカの大学に通っていたんですけど、プレゼンテーションを学ぶとても人気があるクラスがあって、まさにこれをやらされました。原稿を見ながら一人でプレゼンする→ポイントだけまとめたノートを見ながら一人でプレゼンする→カメラで動画撮影をしながらプレゼンする→友人の前でプレゼンする→本番の会場でプレゼン

する→本番という風に段階を踏んで不安や緊張を消すとともに、何度も繰り返すことでプレゼンテーションそのものも磨かれていくっていう。不安階層表の理論がベースにあったのかもしれませんね！

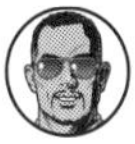

――小さいハードルを越えていくことで自信をつけていく、という方法は筋トレにも通じるものがありますね！

ベンチプレスもいきなり１００kgなんて怖くて怖くてとても無理だけど、60kg、70kg、80kg、85kg、90kg、95kg、97・５kgと小さなハードルを確実に突破して自信と力をつけていったその先に、１００kgという偉業が待っているんですよね。筋トレをしていれば不可能だと思っていた重量がいつのまにかウォームアップ重量になっていたなんて経験をすることもあり、小さいハードルを日々超え続けていくことの重要性を教えてくれます。

**人生で大切なことはすべて筋トレが教えてくれる。**バーベル。ダンベル。筋肉。ありがとう。もう、右の階層表の数字がベンチプレスのkg表示にしか見えない……（笑）。

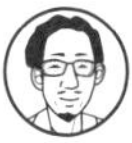

前にも少し触れましたが、精神科医療においても、運動療法は補助療法として有効だというエビデンスがあります。不安に対する筋トレの効果はGordonらが16本の論文を基にしたメタアナリシスという手法で示しています。この研究によると、**筋トレを行った486人は行っていない436人と比較して、筋トレの詳細や性別によらず、不安が有意に下がった、**という結果が出ています。また、この研究で用いられた論文の中には身体疾患や精神疾患を罹患している人も含まれている論文もあり、どちらにより有効かということも検討されています。結果としては、やはり疾患を有している人よりは健康な人の方がより不安が下がったという結果が出ていますが、疾患を有している人も不安が下がっていることが示されており、**健康な人にも、病気を持った人にも筋トレは有効**という結論が書かれています。

――どんなメカニズムなのでしょうか？

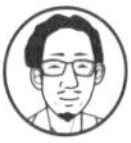

あくまで仮説ではありますが、セロトニンが関与する神経細胞の活性化やそれに伴う神経成長因子への影響と、前頭葉の血流変化に伴う実行機能の向上といったことがメカニズムとして想定されています。セロトニン量の低下と抑うつ・不安症状の関連は古くか

ら指摘されているので、それを改善するという可能性が1つ目。2つ目の実行機能というのは、脳が「考えたり」「気持ちを切り替えたり」する複雑な機能を制御する力のことで、**筋トレ自体がその力を向上させる可能性がある**ということが基礎研究などから明らかになっています。

——重症の人はなかなか筋トレや運動をする気になれなそうですが……

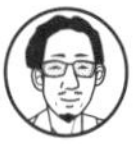

**うつ病や不安症の方々は、さまざまな行動に対して「回避的」になってしまう**ことが知られています。行動に対して消極的になり、活動が減ることで、症状は長引いてしまいます。うつや不安がもっとも悪い状態のときには休息が一番の治療となりますが、その状態を脱した後には活動を少しずつ増やしていくことも重要です。また、筋トレに限らず、**楽しみや達成感が得られる行動を毎日何か一つでも行う**ことも非常に有効になります。これは「行動活性化」という技法で、日々の行動を記録しつつ、小さな変化を見つけていきます。すると「行動によって減った不安」が徐々に可視化できるようになり、「得体のしれない不安」を具体的な不安に落とし込めるようになっていきます。

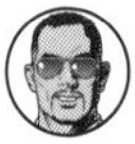

本当につらいときはまず休む。原因があるなら逃げる。これ本当に大事です。休んだっていいんです。逃げたっていいんです。真面目で優しい人は無理しちゃうから心が限界を迎えてしまうんです。そうなる前に休みましょう。逃げましょう。筋トレでも同じですが、一度ケガをするとクセになります。人生においてあなたの健康以上に大切なものはありません。絶対に無理はしないでください。絶対にです。休んで余裕が出てきたら、筋トレでもお散歩でもなんでもいいので無理なくできることを少しずつ始めていきましょう。

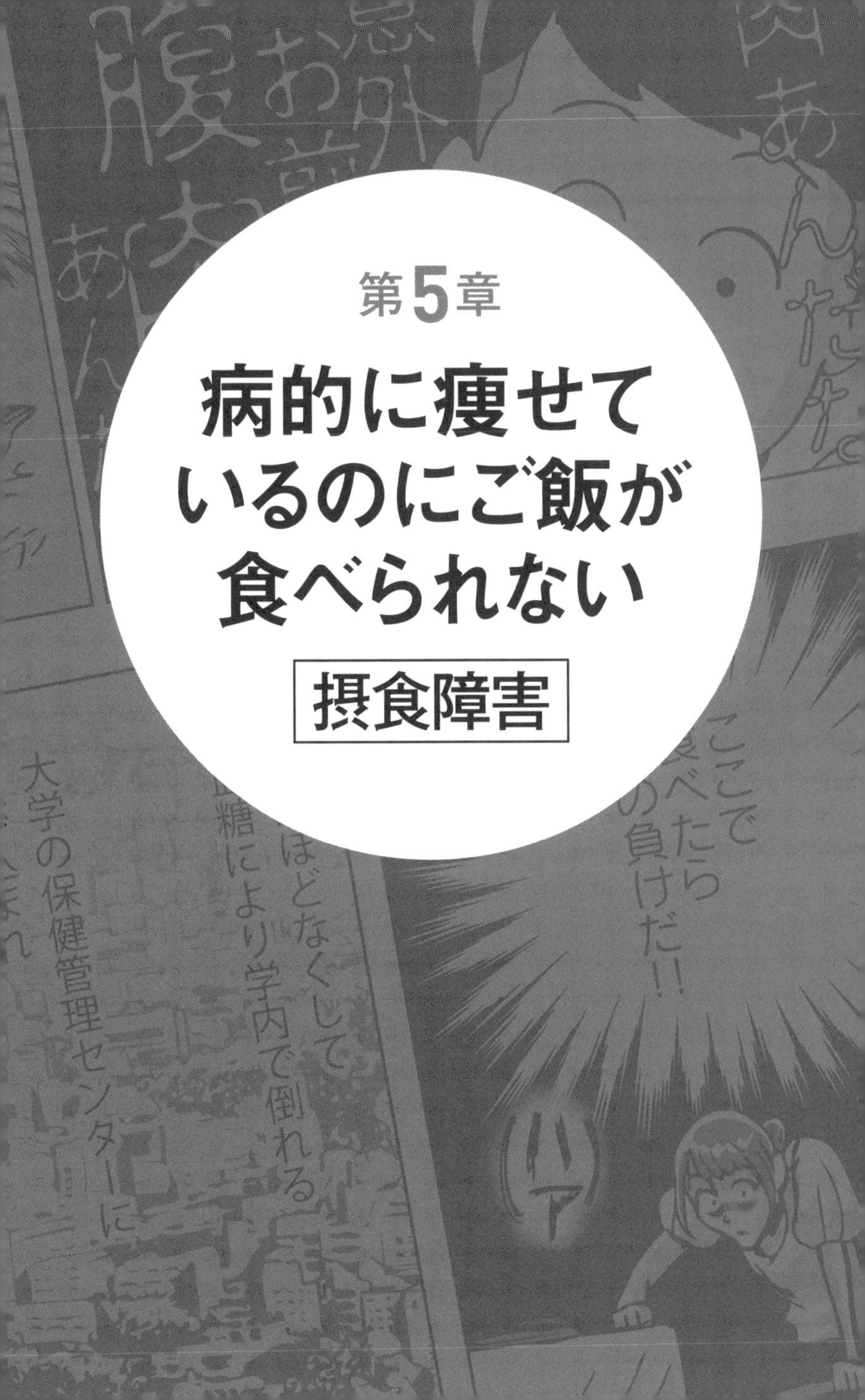


# 第5章

# 病的に痩せているのにご飯が食べられない

## 摂食障害

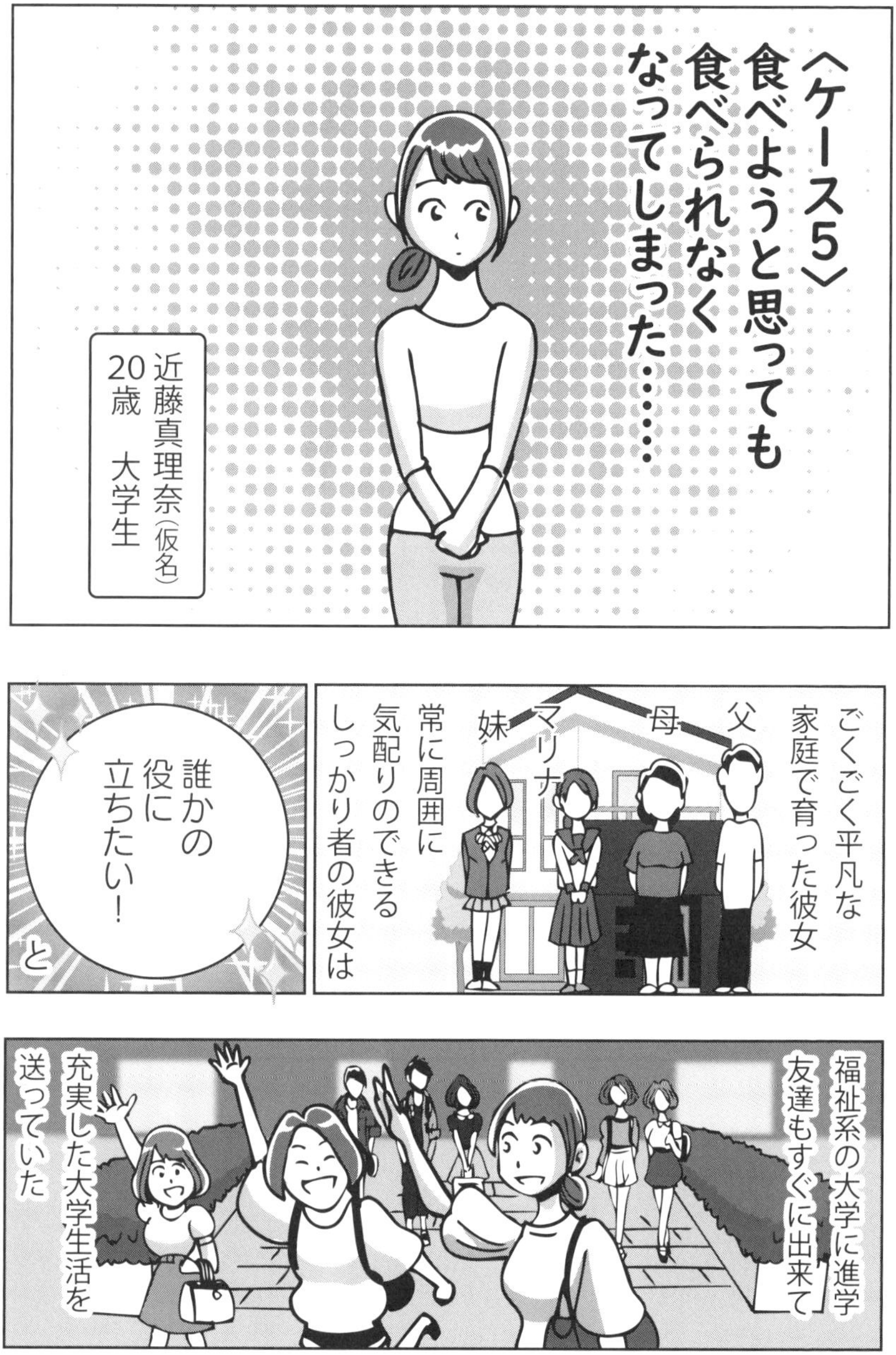
〈ケース5〉
食べようと思っても
食べられなく
なってしまった……
近藤真理奈(仮名)
20歳　大学生
ごくごく平凡な
家庭で育った彼女
父
母
マリナ
妹
常に周囲に
気配りのできる
しっかり者の彼女は
誰かの役に立ちたい！
と
福祉系の大学に進学
友達もすぐに出来て
充実した大学生活を
送っていた

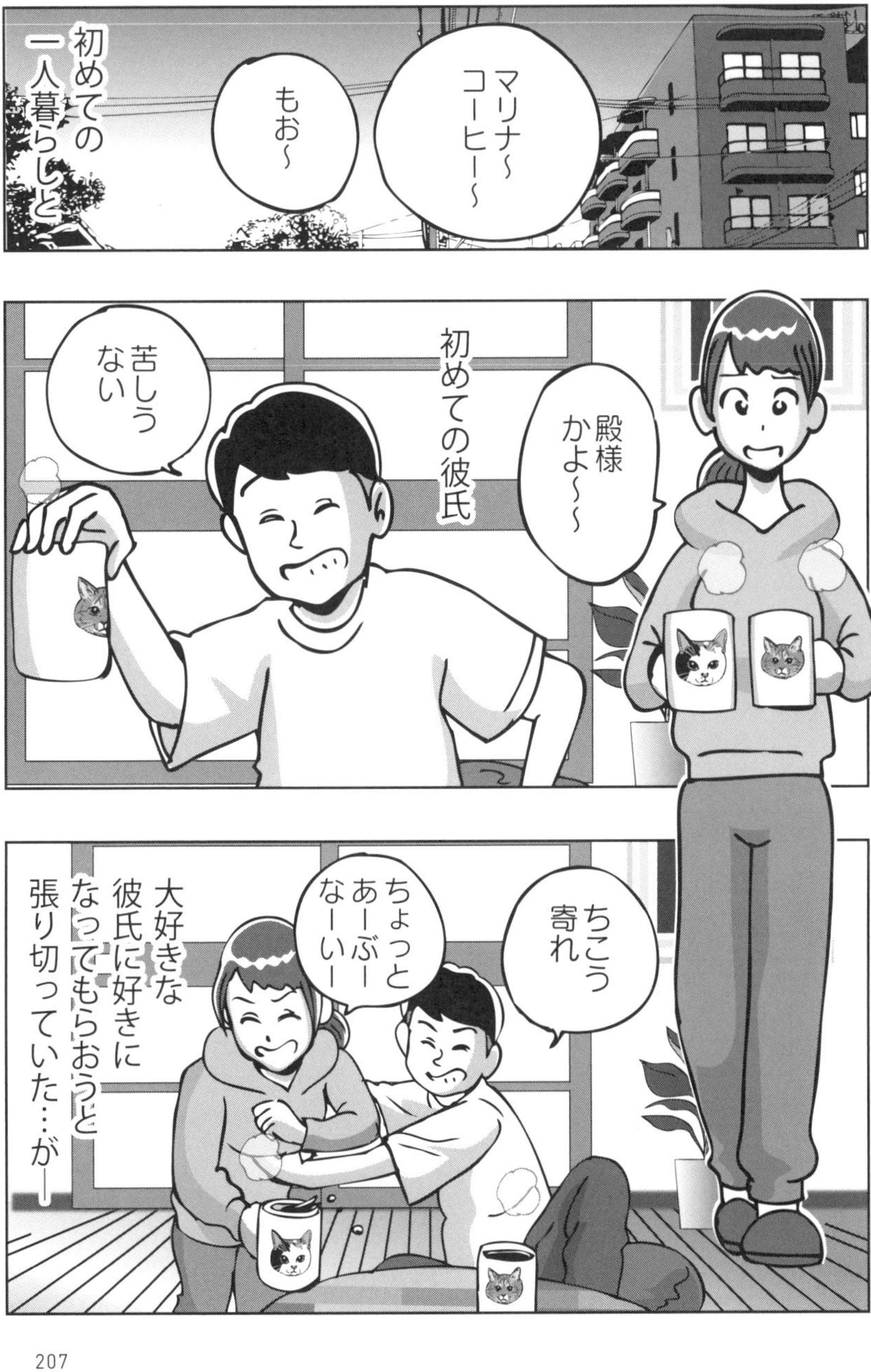
マリナ～
コーヒー～
もお～
初めての
一人暮らしと
殿様
かよ～～
初めての彼氏
苦しう
ない
ちこう
寄れ
ちょっと
あーぶー
なーいー
大好きな
彼氏に好きに
なってもらおうと
張り切っていた…が―

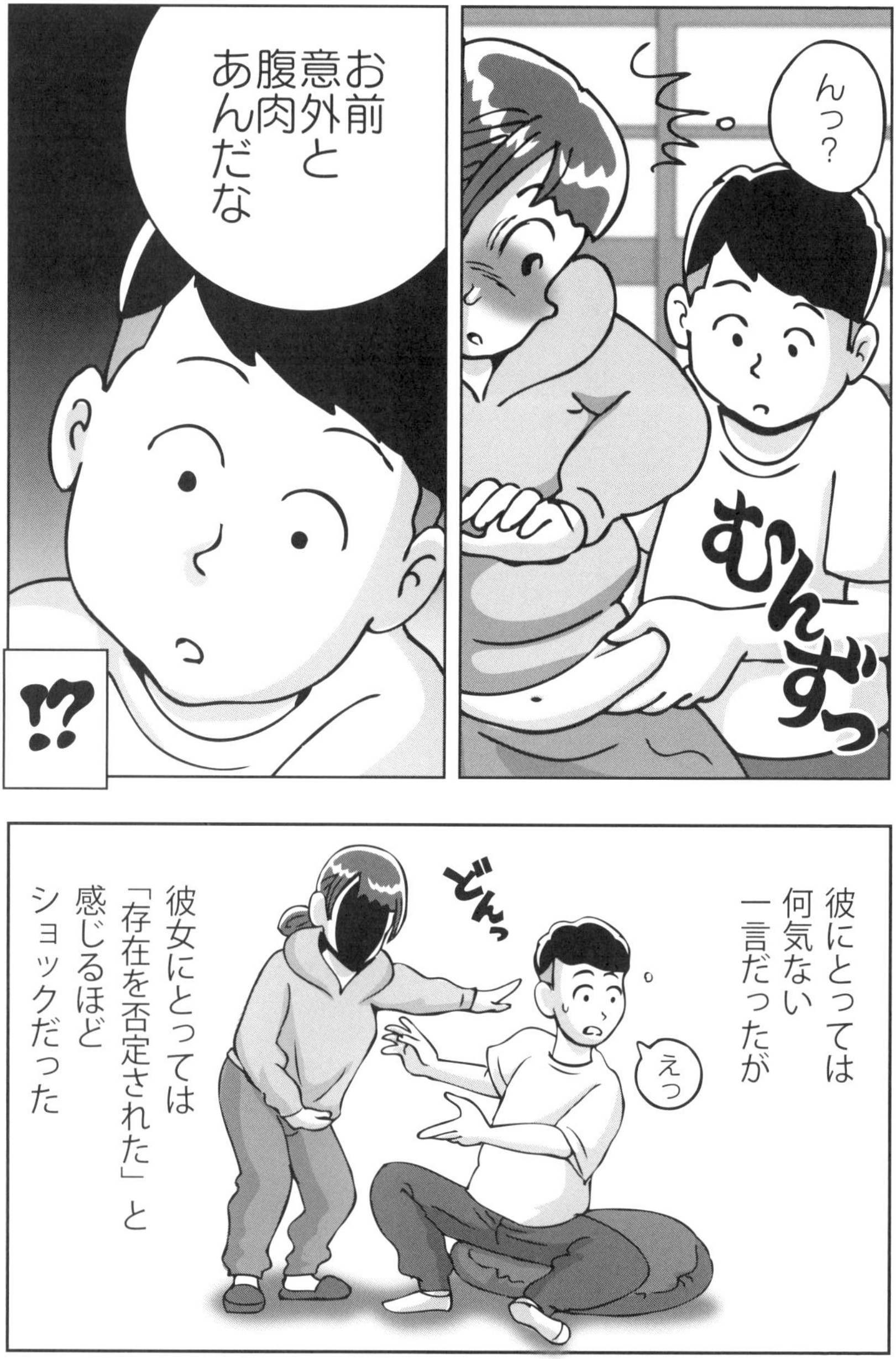
んっ？
むんずっ
お前意外と腹肉あんだな
!?
彼にとっては何気ない一言だったが
どんっ
えっ
彼女にとっては「存在を否定された」と感じるほどショックだった

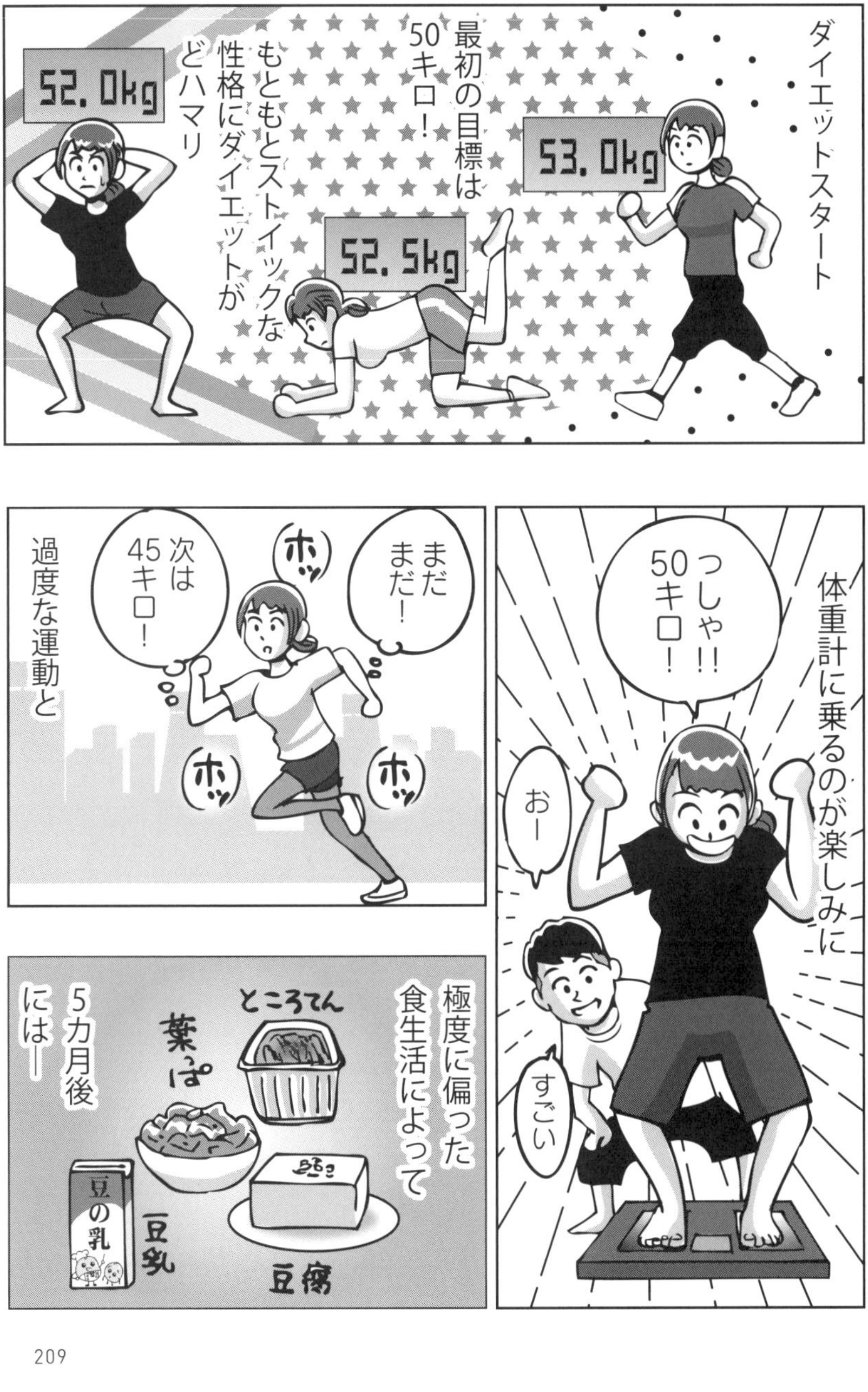
ダイエットスタート
53.0kg
最初の目標は50キロ!
52.5kg
もともとストイックな性格にダイエットがどハマリ
52.0kg
体重計に乗るのが楽しみに
っしゃ!! 50キロ!
おー
すごい
まだまだ!
ホッ
次は45キロ!
ホッ
ホッ
過度な運動と
極度に偏った食生活によって
ところてん
葉っぱ
豆腐
豆の乳
豆乳
5カ月後には―

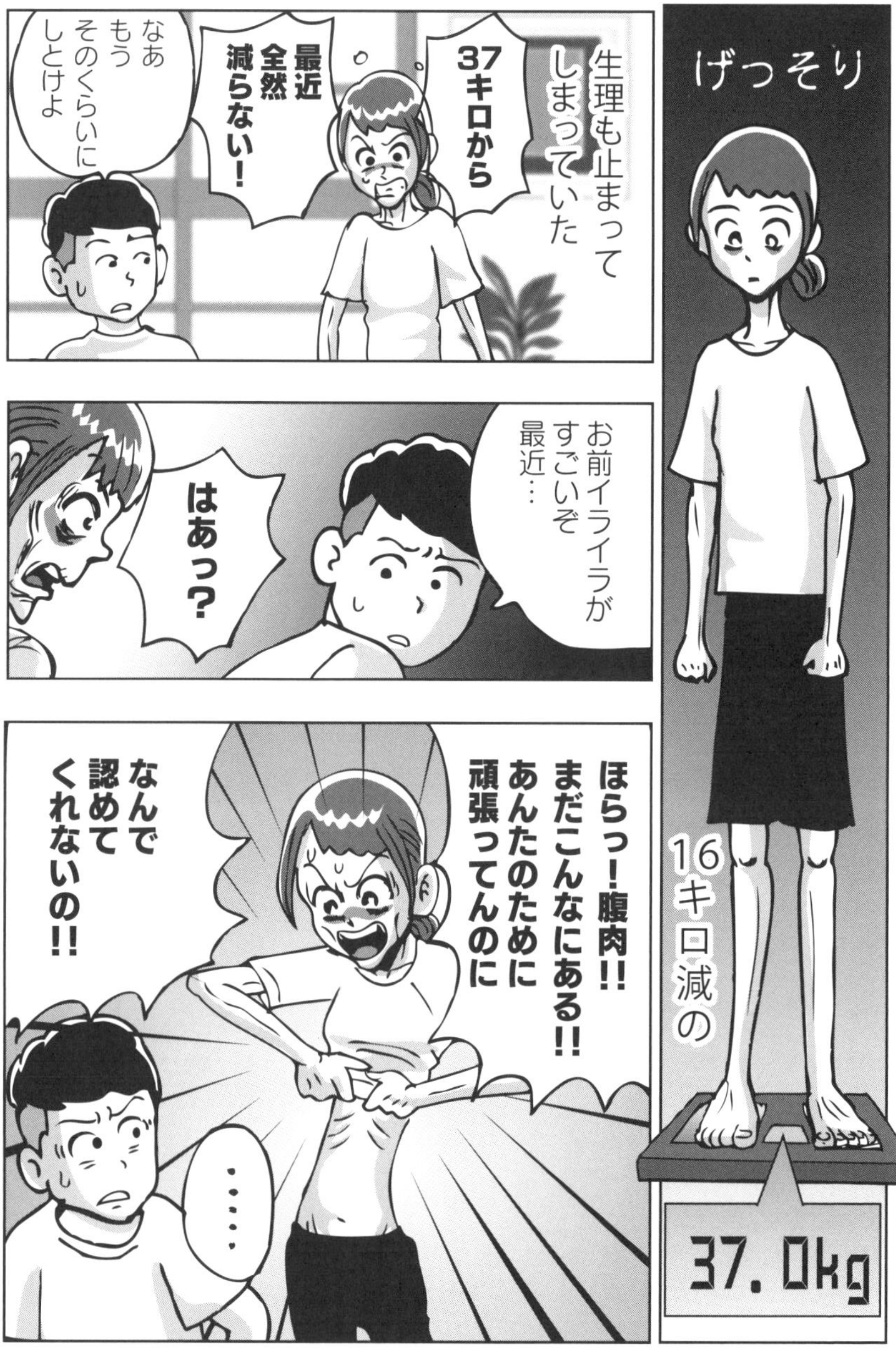

げっそり
16キロ減の
37.0kg
生理も止まってしまっていた
37キロから最近全然減らない！
なぁもうそのくらいにしとけよ
お前イライラがすごいぞ最近…
はあっ？
ほらっ！腹肉!!まだこんなにある!!あんたのために頑張ってんのに
なんで認めてくれないの!!
……

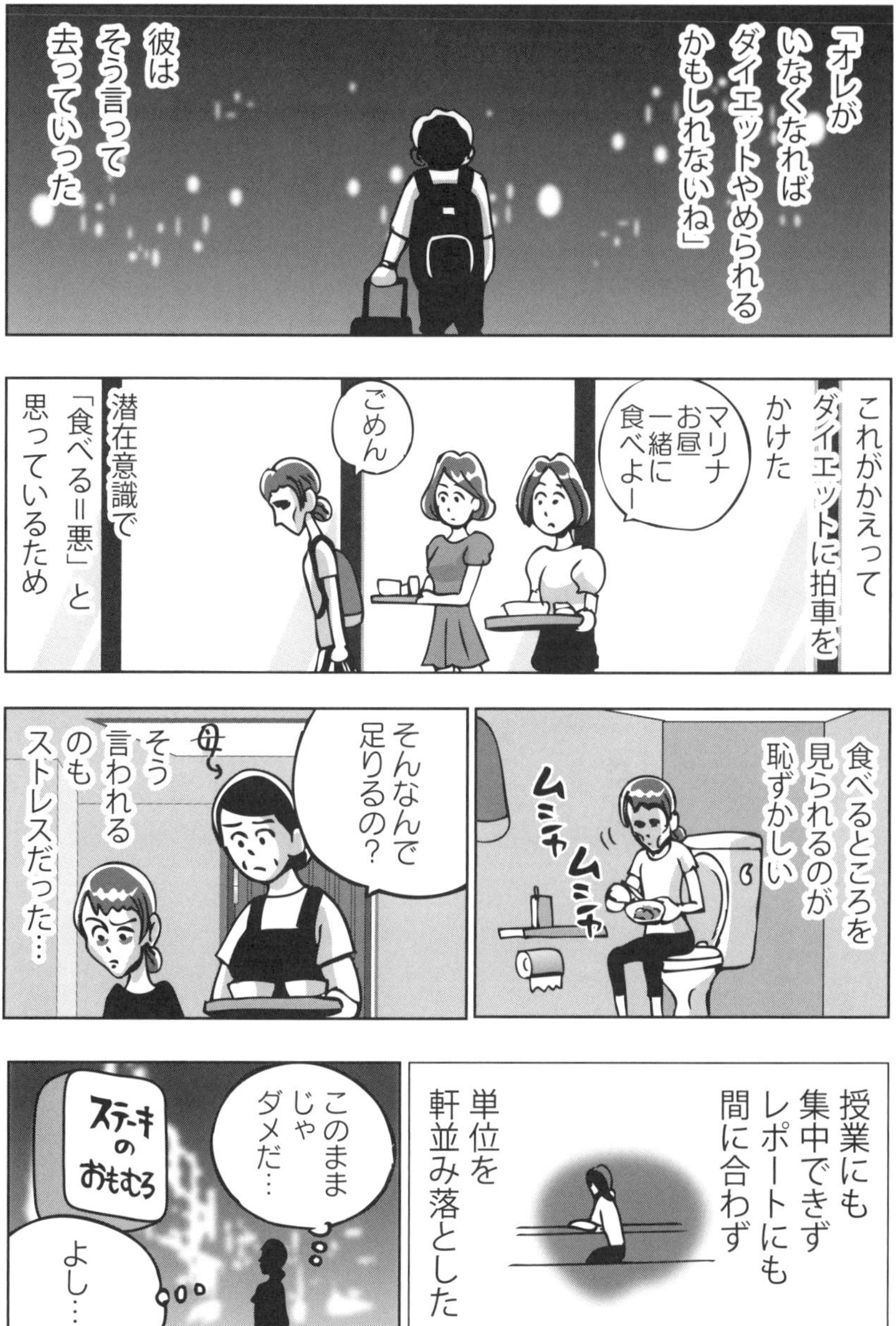
「オレがいなくなればダイエットやめられるかもしれないね」
彼はそう言って去っていった
これがかえってダイエットに拍車をかけた
マリナお昼一緒に食べよー
ごめん
潜在意識で「食べる＝悪」と思っているため
食べるところを見られるのが恥ずかしい
ムシャムシャ
母
そんなんで足りるの？
そう言われるのもストレスだった…
授業にも集中できずレポートにも間に合わず
単位を軒並み落とした
このままじゃダメだ…
ステーキのおもむろ
よし…

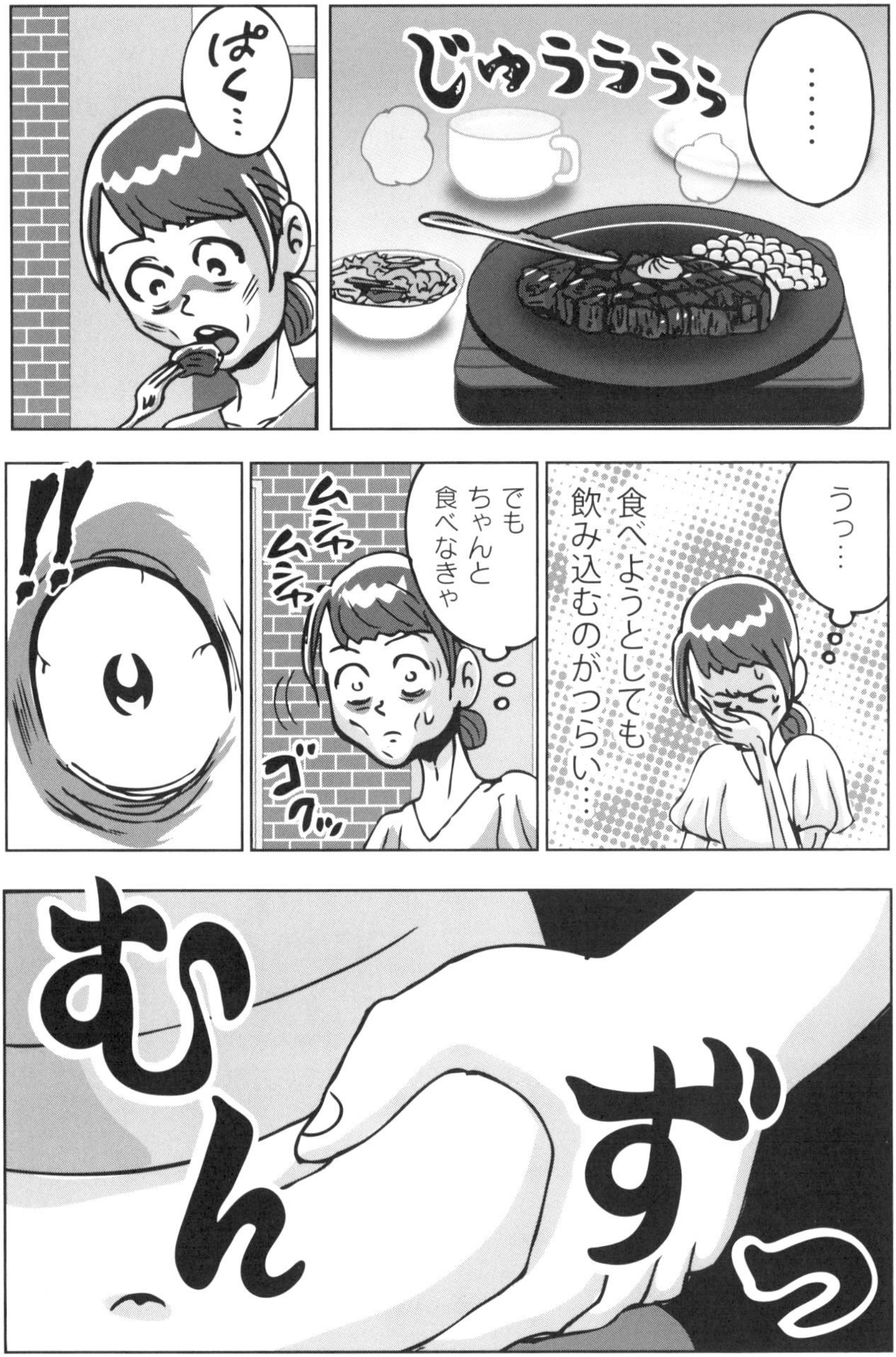
じゅうううう
……
ぱく…
うっ…
食べようとしても飲み込むのがつらい…
でもちゃんと食べなきゃ
ムシャムシャ
ゴクッ
!!
むんずっ

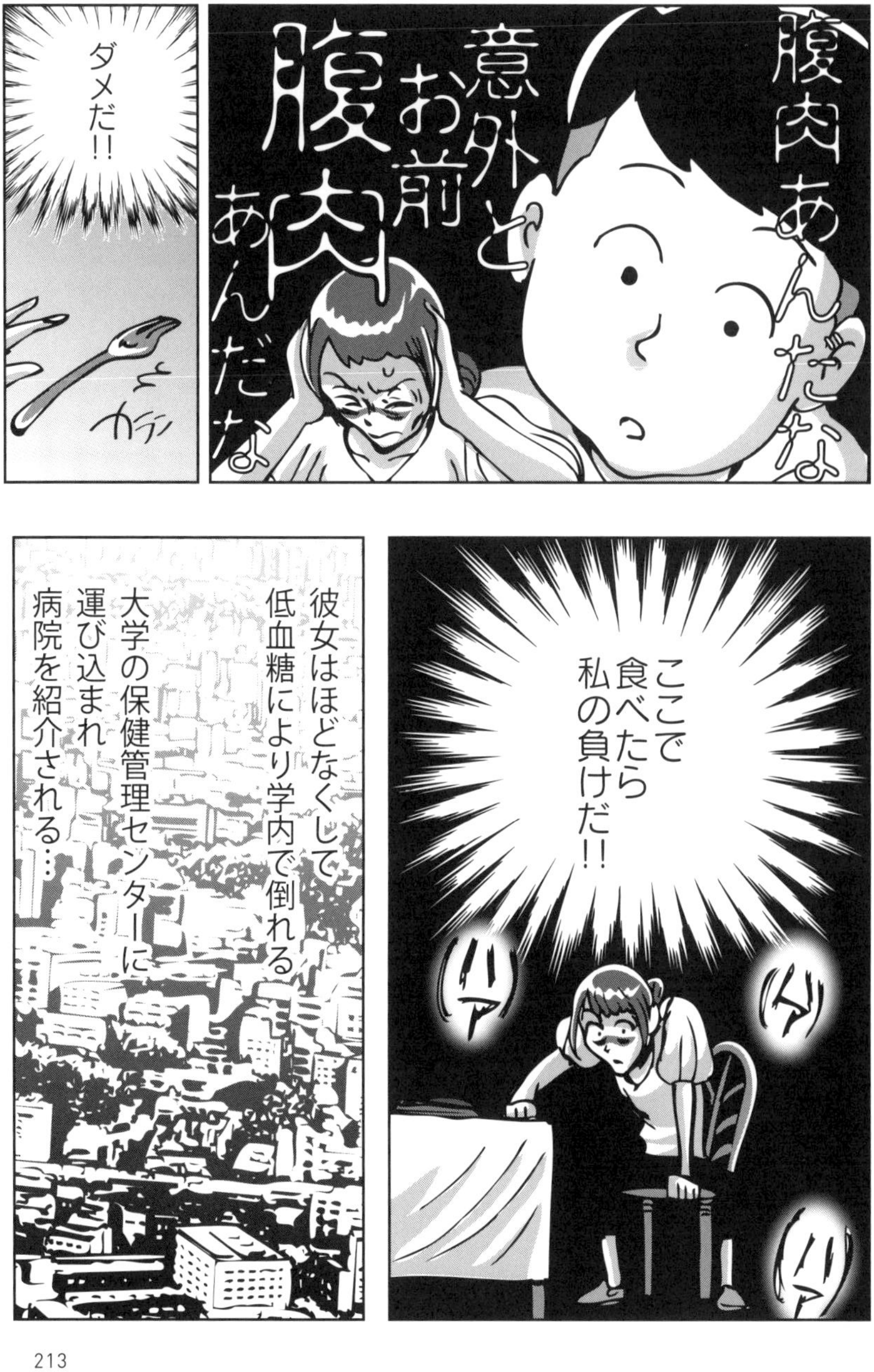
腹肉あんだなよ
意外とお前腹肉あんだなよ
ダメだ!!
カラン
ここで食べたら私の負けだ!!
彼女はほどなくして低血糖により学内で倒れる
大学の保健管理センターに運び込まれ病院を紹介される…

## 摂食障害とは

摂食障害には食事をほとんどとらなくなってしまう拒食症（神経性やせ症）と、極端に大量に食べてしまう過食症（神経性過食症）があります。

近年、摂食障害は「食行動への依存」とされ一種の行動依存として議論されることも増えました。依存とは特定のものに心を奪われ、「やめたくてもやめられない」状態になることを指しますが、大きく分けて、「物質依存」と「行動依存」があります。摂食障害はギャンブル依存や買い物依存と同じ行動依存の一種であると考えられます。行動依存となり得る行動は、それ自体が直接健康を害するリスクがあるわけではありませんが、行動によって得られる快感や行動しないことで発生する不快な感情によって依存状態となってしまいます。一方「物質依存」は、アルコール依存や薬物依存のように、物質自体が身体に直接影響をもたらし、精神依存や身体依存を形成し、「やめたくてもやめられない」状態になってしまいます。

| | | |
|---|---|---|
| 症状 | 心に現れる症状 | 食べ物のことが気になって仕方がなく頭から離れない、予定や行動が依存対象のために変更される、など |
| | 体に現れる症状 | 体重が極端に減る、胃が小さくなって食べられなくなる、疲れやすくなったり、寒気を感じたりする、便秘になる、髪の毛が抜ける、歯が溶ける（吐き戻す場合）、女性は、生理が不順になったり止まったりする、男性は、勃起や夢精がなくなり、睾丸が縮小する、眠れなくなる、など |
| | 行動に現れる症状 | 食べる量が極端に少なくなる、無理な運動をする、標準体重以下なのにもっと体重を減らそうとする、食べることが関わる社交の場に出なくなる、性行為に興味がなくなる、など |

| | |
|---|---|
| 原因 | 「痩せていることが美しい」という社会からのプレッシャー、体重を減らすことによる達成感が引き金となったコントロール依存、家族との関係（食べ物を「いらない」と言うことが、唯一の感情表現だったり、家族の問題に対する主張だったりするケース）、遺伝、うつ状態、自尊心の低さ、性的虐待、身体的疾患、大事な人の死や別れ、結婚や親元を離れるなどの重大な出来事といった情緒的な悩みなど |

## 摂食障害（拒食症・過食症）チェックリスト

- □ １日の必要カロリー以下の食事しか摂らない
- □ 体重が増えるのがすごく怖い
- □ 他の人に「痩せすぎ」と言われるが、自分ではそう思わない
- □ 自己評価が体重の増減ですべて決まってしまう
- □ 体重が増えないように自分で吐いたり、下剤や利尿薬を使ったりしている
- □ 1-２時間の間に普通の人が食べないような大量の食べ物を食べてしまう
- □ 大量の食べ物を食べている間は止めようと思っても止められない

↓

**上記のうち、２個以上当てはまる人は、この章をしっかり読んでください。**

# 依存は自分の意思だけで抜け出すのは難しい

――摂食障害はどのようなきっかけで発症することが多いのでしょうか。

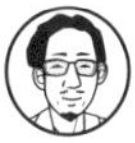

過度のダイエットや自尊心の低さ、家族関係のもつれなど要因はさまざまです。摂食障害になってしまう人のうち、約9割が女性だと言われていますが、男性も一定数います。

――過食や拒食といった言葉をよく耳にしますが、具体的にはどのような状況なのですか？

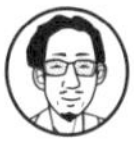

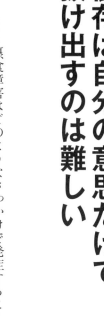

摂食障害には、大きく分けて次のような症状があります。

### ●食べ過ぎる（過食）

### ●食べる量が少なすぎる（拒食）

### ●不適切な方法でカロリー制限する

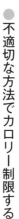

摂食障害を持つ人は、どうやってカロリーを摂らないで済むか、どうやっていったん摂ったカロリーを消費したり、身体の外に出したりできるか、常に気にしています。そのため、過剰に食べては吐いたり（過食嘔吐）、下剤を使ったりする人もいます。過激なダイエットが引き金となっている場合は、体重や外見をいつもチェックして、体重のわずかな増減に一喜一憂することもあります。拒食症（神経性やせ症）と過食症（神経性過食症）の2つの症状が重なり、拒食と過食を繰り返すこともあります。

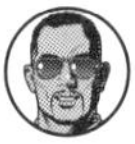

はい！　はい！　私、男性の元摂食障害者です！（無駄に明るい）。診断は受けてないんですけど、恐らくムチャ食い症候群でした！　トリガーはクッキーやケーキ等の甘いもの全般と、自分の食事プランを破ってしまったときの罪悪感と申しますか、**少しでも完璧じゃないと嫌気がさして雪崩のごとくそれまで保っていた自制心が崩れ、バカ食いするみたいな症状でした！**　今はもうほとんど症状がありませんが、いまだにトリガーフードを食べると脳内麻薬が分泌されてムチャ食いスイッチが入ってしまうことがあり

ます！　ムチャ食い症候群を本格的に患っていたのは約10年ほど前なんですけど、まだ完全には脱していないんですよね。当時と比べると、頻度も、ムチャ食いの量もだいぶ収まり、そこまで気にする必要ない程度になりましたけど。当時はスイッチ入ると2時間かけて10，000kcalぐらい摂取してましたから（笑）。

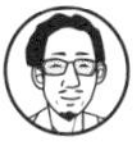

Testosteroneさんは大学で総合格闘技をやっていて、そのときの激しい減量がきっかけでムチャ食い症候群を患ったんですよね？

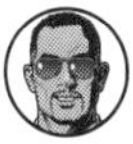

はい！　まず私の場合、普段は90kg前後なんですけど、試合は70kg級だったので減量が死ぬほどきつかったんですね。で、試合が3、4ヵ月に一度のスパンであるんですけど、そのたびに痩せてはリバウンドしてを繰り返していたんです。試合前まで死ぬ気で節制して、試合が終わると好き放題に食べて、1週間で体重が15kg戻るみたいな。試合が終わると、一緒に試合に出た友人とグルメツアーに出るんですよ。行きたいレストラン全部制覇するまで帰らんぞ！　みたいな（笑）。そんなことを繰り返しているうちに、下手に抑制してしまったからなのか、おいしいものを食べると脳内麻薬が出るようになりまして、食べられるときに食べとかないと次いつ食えるかわからんぞ！　みたいな。

過食と拒食はセットになりやすいですが、Testosteroneさんには拒食の症状は訪れませんでしたか？

拒食は一切なかったです。目的が格闘技の試合に出るための減量と、いかに筋骨隆々の身体を作り上げるかだったので、拒食なんて一度も頭によぎったことはなかったです。

**ご飯食べないと、大事な大事な筋肉ちゃんが減ってしまうので！**

どこに価値を置くかで、行動様式は大きく変化します。Testosteroneさんの場合は、「筋肉が減ること」が一番大きな不安の種であったことから拒食には至りませんでしたが、「太ること」や「脂肪」がすべて嫌悪の対象となると、拒食の症状が優勢になります。

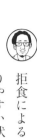

——摂食障害の中でも、拒食の状態は危険が大きい、という話を聞いたことがあります。

拒食による低栄養状態になると、体の免疫が落ち、ウィルスや細菌による感染症にもなりやすい状態になります。また心臓もエネルギーを使って動いている臓器なので、栄養状態が悪ければ当然その動きもゆっくりになっていきます。極度の低栄養状態になると

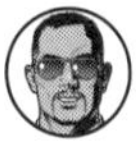

衰弱死や不整脈などの危険が高まります。

通帳にお金がなければ生活できないのと同様、体内にカロリーがなければ身体も現状を維持できませんからね。確実に弱っていきますよね。そこで怖いのが、**弱っていけばいくほど自律神経やホルモンバランスが崩れ、正常な判断が下せなくなってくるという悪魔のループ**ですよね。摂食障害の人で、「不健康になりたい」と思ってる人なんて一人もいませんからね。みんなより良い自分になりたいと思ってやっている。

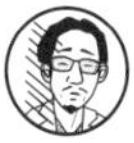

おっしゃる通りです。拒食が長期化した摂食障害の患者さんの場合、医療機関が関わっていても残念ながら死に至ってしまうケースも少なくありません。長期化した拒食型の摂食障害の方も決して「死にたくて食べない」わけではない。医療者として悔しい思いを抱くこともあります。

――摂食障害が命に関わるとまではなかなか考えられなかったです。

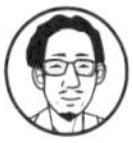

摂食障害に関する情報は広がりつつありますが、死に至る可能性については十分な理解

が広がっているとは言い難いです。摂食障害は「食事が摂れるようになれば良い」という単純な疾患ではありません。食事が摂れるようになった後にも個々の人生の課題に取り組んでいく必要があります。そのためには十分な体力が必要です。拒食のため入院していた人が「病院に入っても治療ではなく体重を増やされるばかりだった」と漏らすことがありますが、**体重を増やすことは「摂食障害」という病気から「本来の自分」を取り戻すために最低限必要な体力をつける行為**です。生きるか死ぬか、の状態を脱した先に「本来の自分」を取り戻すための治療がある、ということを認識してもらう必要があります。

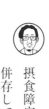

——ぼくの知人にも高校時代のダイエットがきっかけで、食べては吐き、という摂食障害に7年間も苦しんだという女性がいます。その間はずっと自己嫌悪に苛《さいな》まれていたそうですが、他の精神疾患につながってしまう可能性もあるのでしょうか？

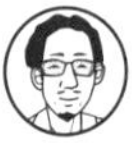

摂食障害の方はうつ病や強迫症、その他の不安症やパーソナリティ障害といった病気を併存していることがよく知られています。それらの症状は複雑に絡み合うため、まず何の治療を始めることが優先なのか、そこを治療者とよく相談しながら設定していくこと

が重要だと思われます。

――パチンコや競馬といったギャンブルなど、その他の行為依存についても同じような部分があるのでしょうか。

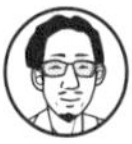

ある特定の行為に依存する、という意味で同じだと言えます。**特定の行為を「ほどほどで」やめることができない。**つまりご飯を食べ過ぎる（食べなさ過ぎる）ことと、生活に支障が出るほどギャンブルにお金を使ってしまうことには、似通った要素があります。依存症かどうかを判断するには専門家による評価が必要ですが、大切なことは本人や家族が苦痛を感じていないか、生活に困りごとが生じていないか、という点です。多くの場合、家族も本人も苦痛や困りごとがあることを認めないため「依存」の状態であり続けてしまっています。

――ダメだとわかっていて、しかも生活に支障があるにもかかわらず、特定の行為がやめられなくなる原因はどこにあるのでしょう？

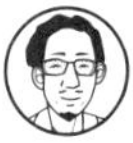

人は誰でも、不安や緊張を和らげたり、嫌なことを忘れたりするために、嗜好品（タバコやアルコール、鎮痛薬や鎮静薬）に手を伸ばすことがあります。過食や拒食といった食行動も一時的な快楽を伴い、嗜好品を使用するのと同様の効果が得られる場合があります。こういった嗜好品の使用は、一時的な場合は問題ありませんが、その使用が繰り返されるうちに、徐々に制御不能となり、悪い結果をもたらすにもかかわらず、やめられなくなることがあります。こういった状態像を**「嗜癖問題＝アディクション」**と呼びます。本章ではイメージしやすくするため「依存」と表記します。

——アルコールや薬物などの物質を摂取する場合と、パチンコなど行動に依存するケースでは違いがあるのですか？

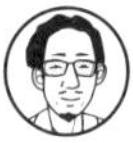

行動依存も物質依存と同じぐらい厄介だという認識が広まってきています。アルコールや薬物などへの「物質依存」と、通常とは異なる食行動やギャンブル依存といった「行動依存」の問題は、以前は異なる病態として議論されてきました。しかし、近年ではｆＭＲＩ（画像情報に加えて脳血流の情報が加えられたＭＲＩ検査）の研究が進み、ギャンブルで得られる金銭報酬の刺激も線条体や前頭前野の活動に影響を与えることが

わかってきています。つまり、何らかの物質を外から摂取せずとも、行動の刺激だけで脳血流に変化をきたし、脳機能に影響を与える可能性が見えてきたのです。そうすると、物質依存と同じように自分の意思だけではやめられなくなってしまいます。

――よく比喩表現で「麻薬のような」みたいなことを言うことがありますが、行動が文字通り脳に影響を与えているケースもあるんですね。

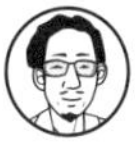

こういった問題を「意思が弱い」とか「根性がない」という言葉で片付けることは簡単ですが、脳機能の変化が影響している可能性を考慮すると、行動を本人だけで変えることは容易なことではありません。また、**そもそも依存することが必要なほどの困難が存在していることにも目を向けるべき**でしょう。たとえば、人間関係や仕事上で多くのストレスを抱え、空いた時間に過食やギャンブルといった形で一気に脳に報酬刺激を与えなければ耐えられないような状態であれば、そもそも仕事や人間関係を整理することが本来は必要なことでしょう。

――依存の問題を治療することは可能なのでしょうか？

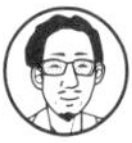

依存の問題は糖尿病や高血圧のような慢性疾患だと考えることが重要です。そのため、「はい、治りました」というものではなく、**長く、うまく付き合っていく覚悟が要ります。**もし回復途上で失敗したとしても、そこからまた治療を再開することも大切です。治療を続けていくためには、正直に自分の気持ちを言える場所があることや、孤立しないことも重要です。本人や家族だけで抱え込まないで、早めに専門の機関に相談しましょう。

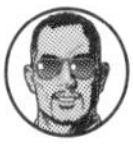

長く付き合っていかないといけない感覚、痛いほどよくわかります。ぼく今でもムチャ食いしたくなる衝動たまーにありますもん。脳は快感を覚えているんですよね。厄介な奴です。

# 第6章

# ダメだとわかっているのにお酒を飲むのがやめられない

## アルコール依存症

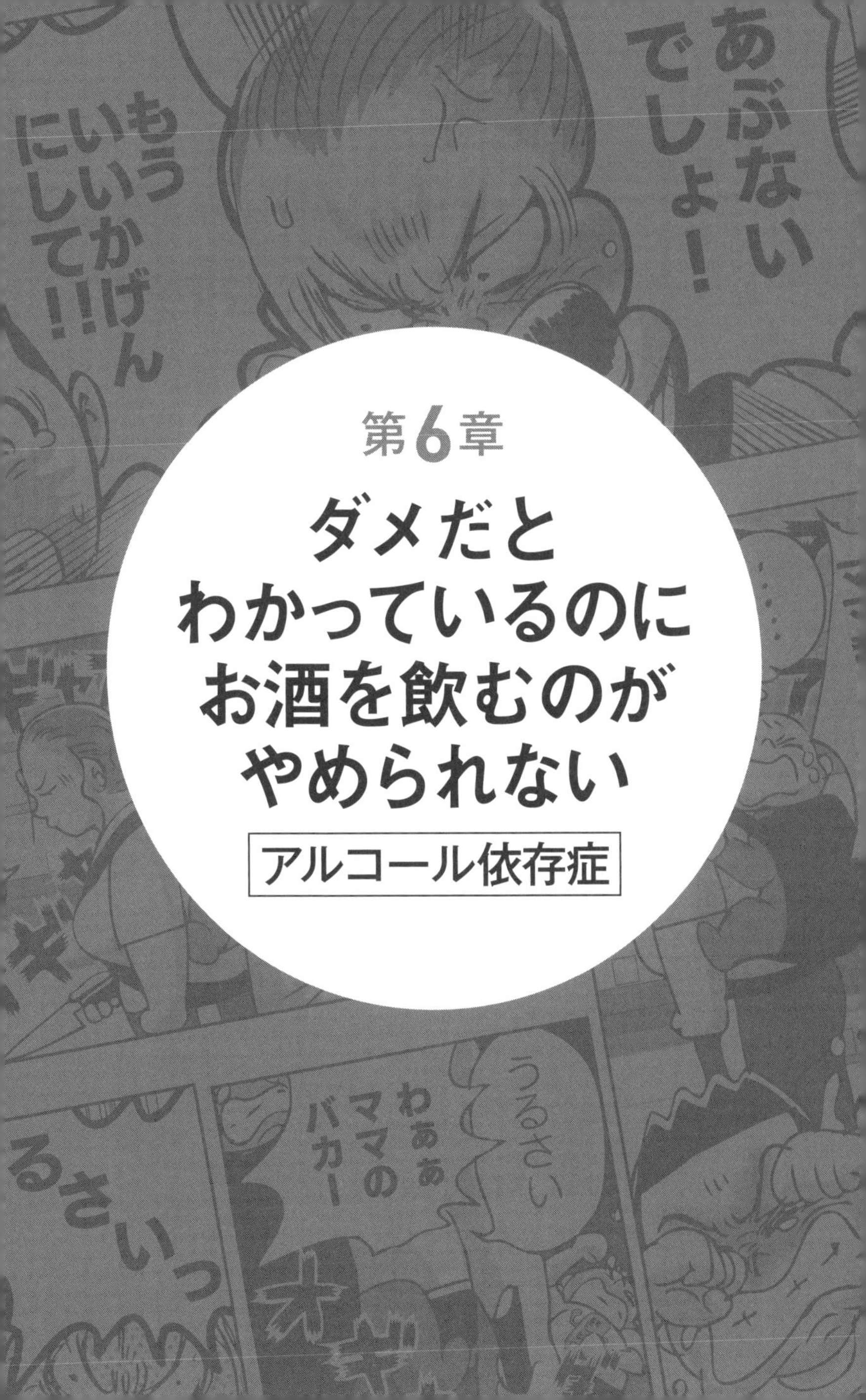

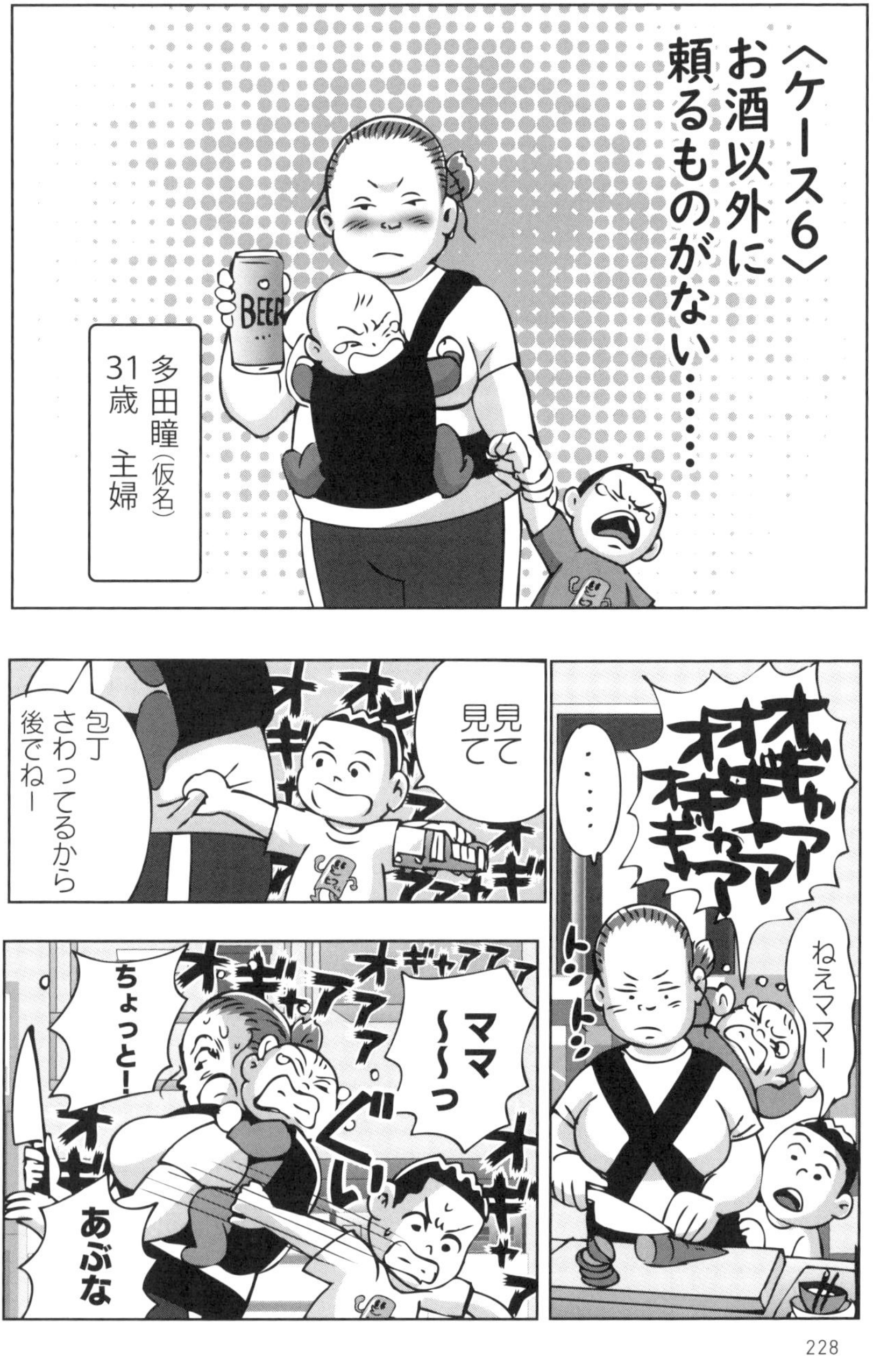
〈ケース6〉お酒以外に頼るものがない……
多田瞳(仮名)
31歳　主婦
BEER
……
ねえママー
見て見て
包丁さわってるから後でねー
ママ〜〜っ
ぐいっ
ちょっと！
あぶな

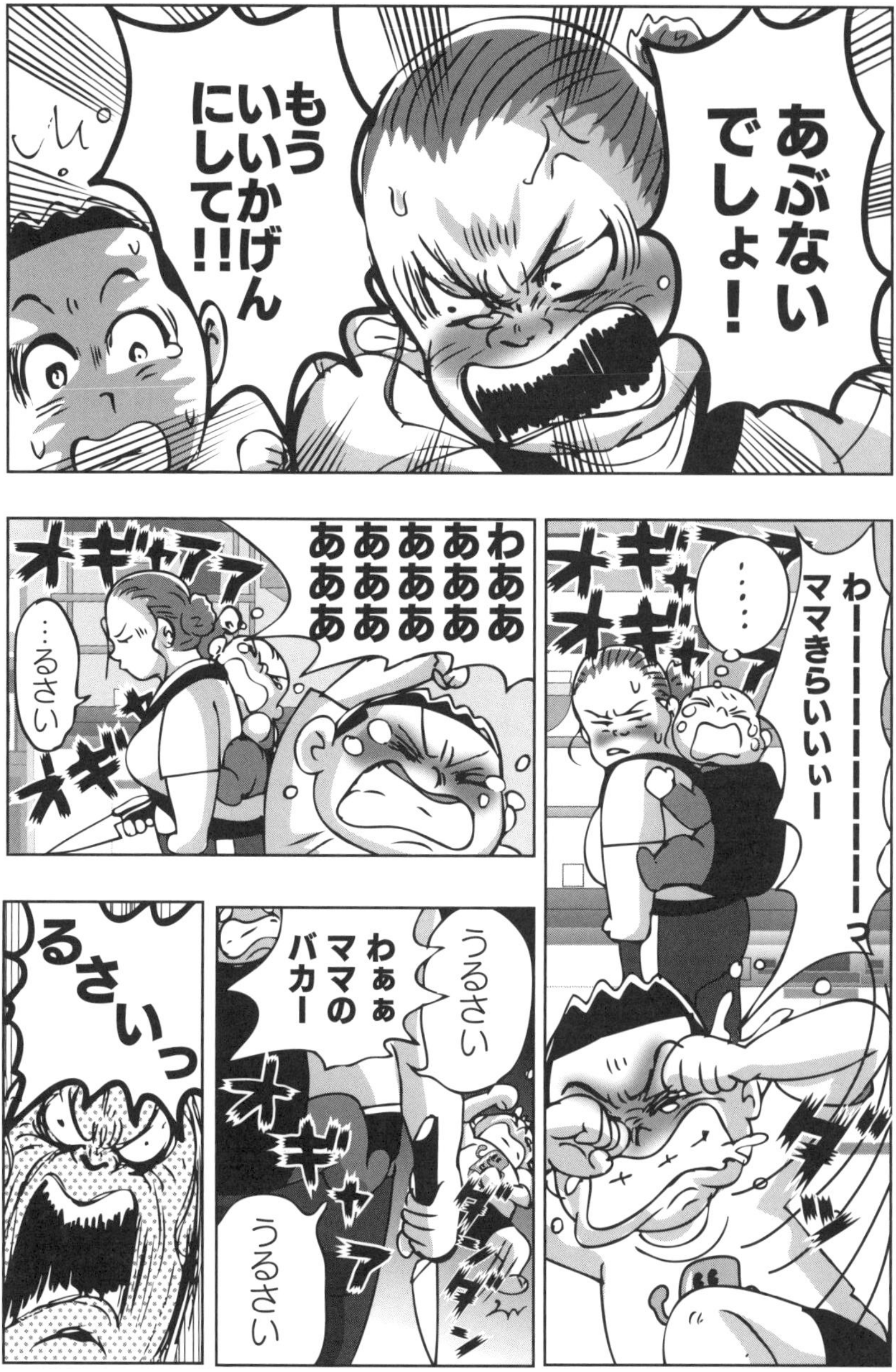
あぶないでしょ！
もういいかげんにして！！
わーーーーママきらいいいぃーーーーーーっ
・・・・
オギャアオギャア
わああああああああああああああ
…るさい
オギャ
オギ
わぁぁママのバカー
うるさい
うるさい
オギャア
るさいっ

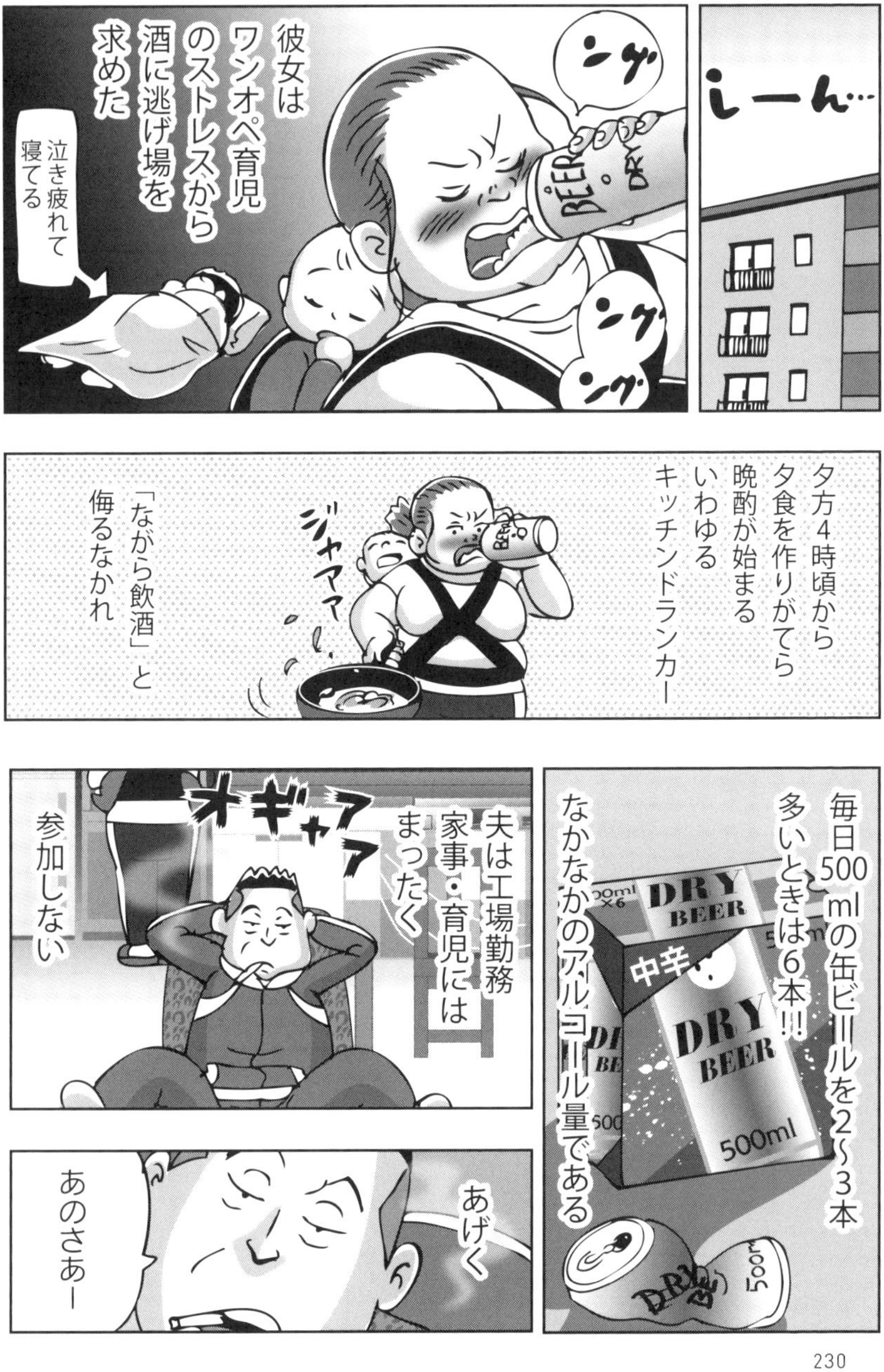
しーん…
ングッ
彼女はワンオペ育児のストレスから酒に逃げ場を求めた
BEER
ングッ
ングッ
泣き疲れて寝てる
夕方4時頃から夕食を作りがてら晩酌が始まる
いわゆるキッチンドランカー
ジャアア
「ながら飲酒」と侮るなかれ
毎日500 mlの缶ビールを2～3本
多いときは6本!!
なかなかのアルコール量である
DRY BEER
中辛
500ml
夫は工場勤務
家事・育児にはまったく
オギャア
参加しない
あげく
あのさあー

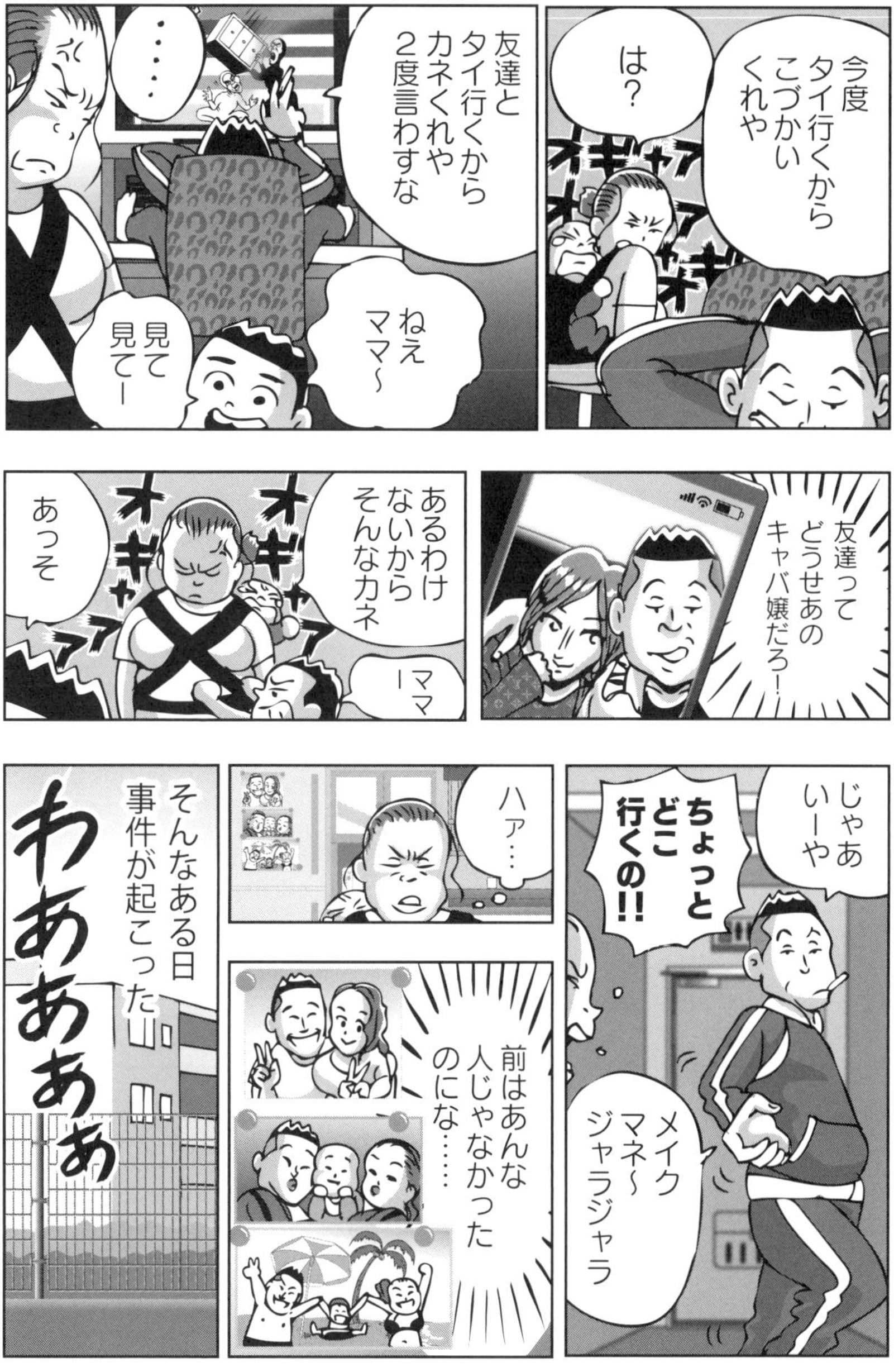

今度タイ行くからこづかいくれや
は？
友達とタイ行くからカネくれや2度言わすな
……
ねえママ～
見て見てー
友達ってどうせあのキャバ嬢だろ！
あるわけないからそんなカネ
あっそ
ママー
じゃあいーや
**ちょっとどこ行くの!!**
メイクマネ～ジャラジャラ
ハァ…
前はあんな人じゃなかったのにな……
そんなある日事件が起こった
わあああぁ

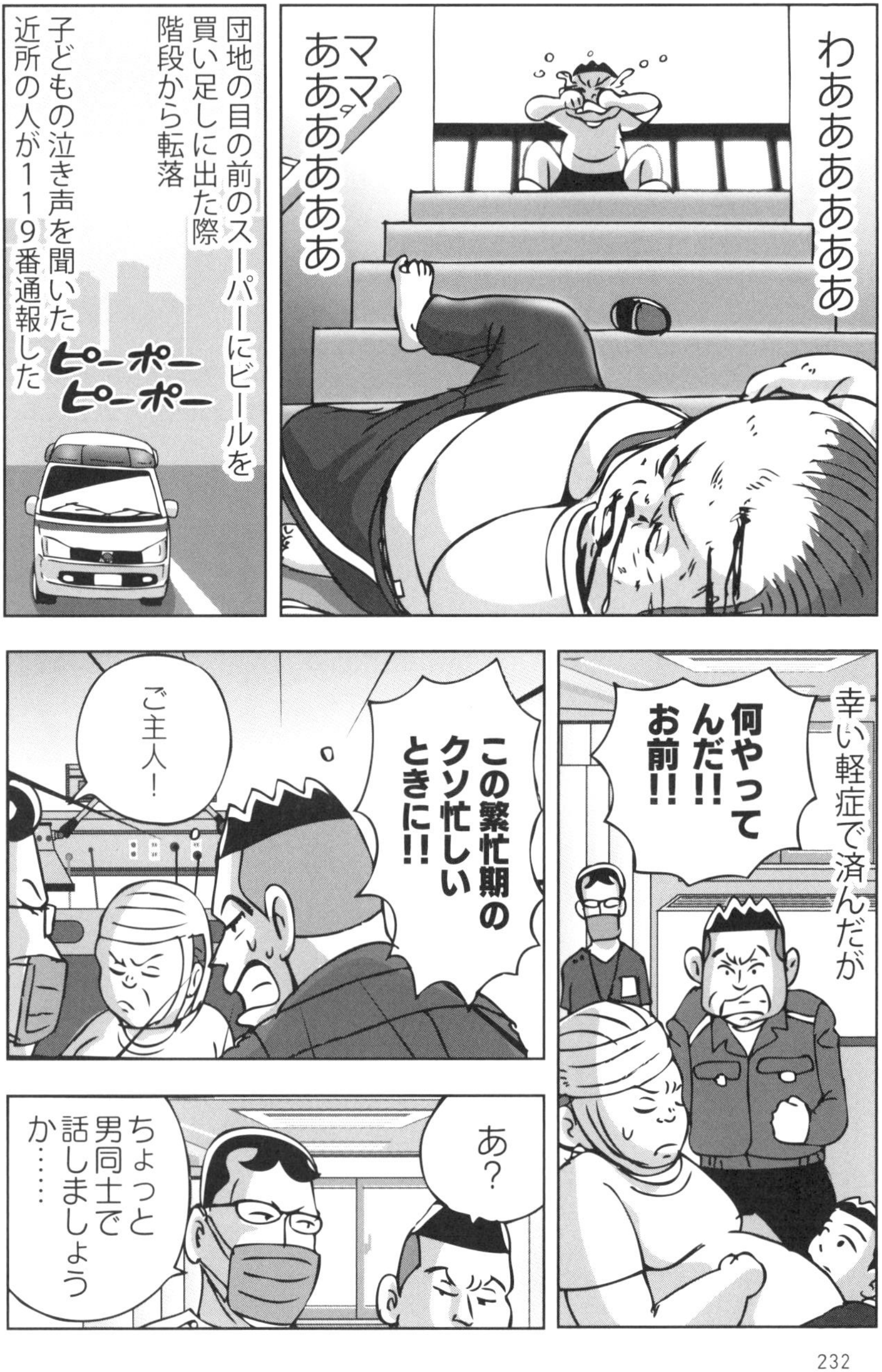
わああああああ
ママあああああ
団地の目の前のスーパーにビールを買い足しに出た際階段から転落
子どもの泣き声を聞いた近所の人が119番通報した
ピーポーピーポー
幸い軽症で済んだが
何やってんだ!!お前!!
この繁忙期のクソ忙しいときに!!
ご主人!
あ?
ちょっと男同士で話しましょうか……

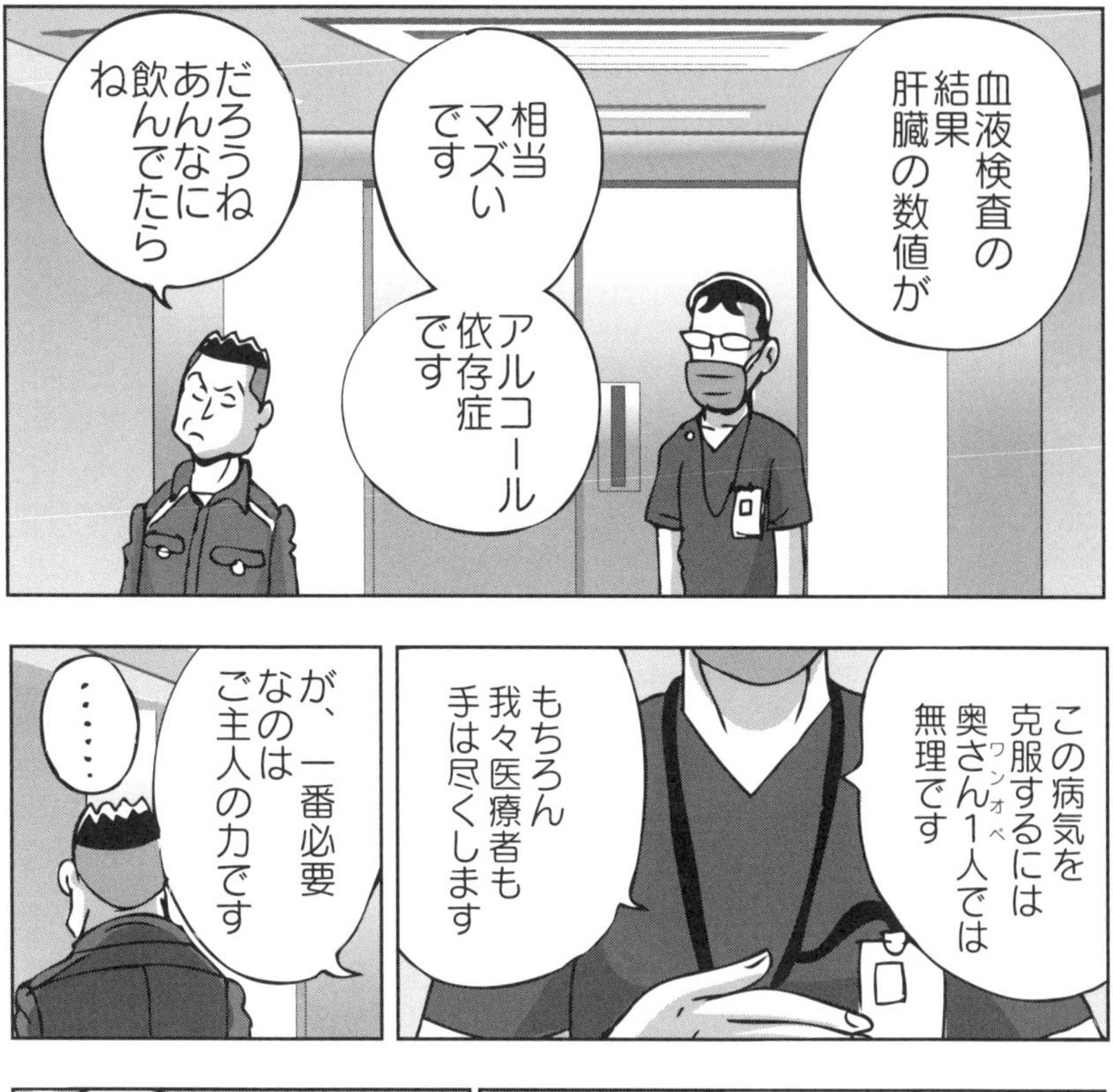

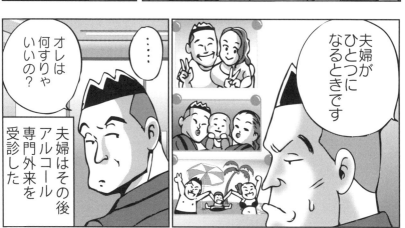

血液検査の結果肝臓の数値が
相当マズいです
アルコール依存症です
だろうねあんなに飲んでたらね
この病気を克服するには奥さん1人《ワンオペ》では無理です
もちろん我々医療者も手は尽くします
が、一番必要なのはご主人の力です
……
夫婦がひとつになるときです
……
オレは何すりゃいいの?
夫婦はその後アルコール専門外来を受診した

## アルコール依存症とは

アルコールや薬物など、依存性がある特定の物質の使用や摂取がやめられなくなってしまうのが物質依存です。アルコール依存症を例にとれば、大量のお酒を長い間飲み続けることで、お酒なしではいられなくなる状態を言います。精神面にも、身体面にも影響が現れ、仕事や家事ができなくなるなど生活面にも支障が出てきます。長期間の飲み過ぎが引き金になり、飲みすぎが習慣化してからアルコール依存症になるまでの期間は、男性で20年以上、女性はその半分の期間と言われています。

| | | |
|---|---|---|
| 症状 | 心に現れる症状 | （アルコールが抜けると）イライラしたり神経過敏になったりする、お酒を飲むべきでない時にも「飲みたい」と強く思う、いつも手元にお酒がないと落ち着かない、など |
| | 体に現れる症状 | （アルコールが抜けると）不眠、頭痛、吐き気、下痢、手の震え、発汗、頻脈、動悸、高血圧、嘔吐、イライラ、不安感、うつ状態、幻聴、幻覚などの離脱症状がでる、など |
| | 行動に現れる症状 | お酒を飲み始めると、予定よりも多くの量を飲んでしまう、数時間ごとに飲酒する「連続飲酒」をする、離脱症状を抑えるために飲酒する、など |

| | |
|---|---|
| 原因 | 未成年期からの飲酒、遺伝や家庭環境、家族や友人のお酒に対する態度や地域の環境、うつ病や不安障害といった精神疾患など |

## アルコール依存症チェックリスト

- □ お酒を飲み始めると、飲む前に思っていたより「大量に」もしくは「長時間」飲み続けてしまう
- □ お酒を飲む回数を減らしたり、制限したりしようと思っても上手くいかない
- □ お酒のために使う時間や酔いが覚めるのに必要な時間がすごく長い
- □ お酒を飲みたいという欲求が強すぎると感じる
- □ お酒を飲むことで職場や家庭に何らかの影響を及ぼしている
- □ お酒を飲むことで対人関係の問題が起きているのにお酒を飲むのがやめられない
- □ 医者にお酒を飲むことを止められてもやめられない
- □ 酔っ払うためには大量のお酒が必要

↓

**上記のうち、2個以上当てはまる人は、この章をしっかり読んでください。**

# 過小評価されているアルコールの危険

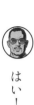

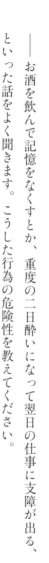

――お酒を飲んで記憶をなくすとか、重度の二日酔いになって翌日の仕事に支障が出る、といった話をよく聞きます。こうした行為の危険性を教えてください。

最初に言わせてください！　ぼく、お酒は一切飲まない人なのでこの分野に関しては見識が浅くあまり役に立たないかもしれません！　とはいえ、持ち前のバイタリティーと圧倒的な才能で何かしらお役に立てるよう常に活躍の機会をうかがっていきたいと思っております！　よろしくお願いします！

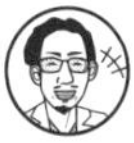

Testosteroneさんはいつもお酒飲まずに黒烏龍茶をジョッキで7～8杯ぐらい飲んでますもんねぇ（笑）。

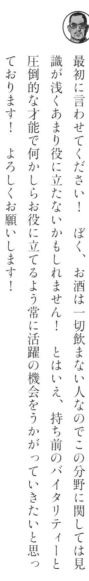

はい！　身体に脂肪がつきにくい黒烏龍茶を7～8杯飲むとその日摂取したカロリーは

実質ゼロカロリーになるので必死で飲んでます！

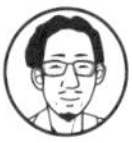

ゼロカロリーに関してはノーコメントとさせていただきますが、アルコールに関しては私にお任せください。さて、アルコールは節度を守って楽しむ分には何の問題もありません。ただ、アルコールは合法である分、危険性が低いと思われがちという現実があります。大学生の飲み会で急性アルコール中毒による死者が出る、という事件も相変わらず続いています。

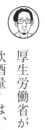

――「節度を守った飲酒」というのはどの程度の量を指すのですか？

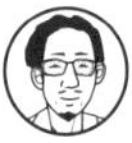

厚生労働省が推進する国民健康づくり運動「健康日本21」によると、「節度ある適度な飲酒量」は、1日平均純アルコールで約20g程度であるとされています。

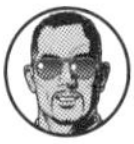

ぼくもホエイプロテインを摂取する際は**タンパク質含有量が20g程度**になるようにしています！

——Testosteroneさん、少し静かにしていてください（笑）。先生、純アルコール20gというのは大体どれぐらいの量なのですか？

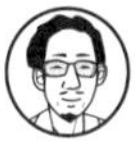

缶ビールなら500㎖缶1本、日本酒なら1合、ワインならグラス2杯弱と言われています。

——思ったより少ない印象です……。お酒のパッケージにはアルコール何%、みたいな記載もありますが、あれはどういうことを示しているのですか。

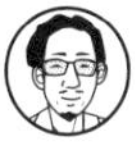

お酒に含まれる純アルコールの量を求めるときは、お酒の量（㎖）×アルコール度数/100×0・8（アルコールの比重）＝純アルコール量（g）という計算式を使うことが多いようです。昨今流行しているアルコール9%のチューハイロング缶だと

500㎖×9/100×0・8＝純アルコール36g

ということになります。

——「ストロング●●」のような商品だと、1缶でもう「節度ある飲酒」を超えてしまうんですね。ビールにした方がいいんでしょうか……。

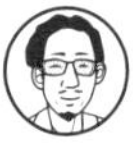

ビールのアルコール度数は4−5％で、生ビールの中ジョッキは大体350−400mℓです。

350mℓ×4／100×0・8＝純アルコール11・2g

なので、2杯飲むと超えてしまいますね。また、厚労省は「生活習慣病のリスクを高める飲酒量」を、1日あたりの純アルコール摂取量が男性で40g以上、女性で20g以上と定義しています。

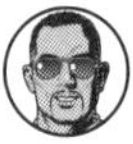

アルコールが合法だからってガードが緩みすぎですよね。これはぼく昔調べたことがあるのですが、アルコールの依存度って日本人が大嫌いな大麻よりもよっぽど強烈ですよね。

## アルコールの依存性

| 薬物のタイプ | 精神依存 | 身体依存 |
|---|---|---|
| あへん類<br>(ヘロイン、モルヒネ等) | +++ | +++ |
| コカイン | +++ | − |
| アンフェタミン類<br>(メタンフェタミン、MDMA等) | +++ | − |
| 大麻<br>(マリファナ、ハッシッシ等) | + | ± |
| LSD | + | − |
| 有機溶剤<br>(トルエン、シンナー、接着剤等) | + | ± |
| ニコチン(たばこ) | ++ | ± |
| アルコール | ++ | ++ |

(「薬物乱用・依存等の疫学的研究及び中毒性精神病患者等に対する適切な医療のあり方についての研究(主任研究者:和田清)研究報告書」より)

+−は+++>++>+>±>−の順で依存性の有無および相対的な強さを示す。

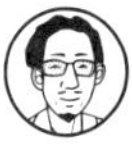

依存度だけを見てアルコールが大麻より危険だ、とか大麻がアルコールよりも安全だ、とかは言えないのですが、Testosteroneさんのおっしゃる通り依存度だけを見るとアルコールの方が大麻よりも強いと臨床的に言われていて、各物質の依存性の強さを相対的に示した前ページのような表があります。物質依存には**精神依存と身体依存**があり、精神依存は対象物の効果が切れると「強烈な摂取欲求が生じる」状態を指します。ただ、この場合でも、手が震えるといった身体的不調は原則として生じません。一方で身体依存性を有する薬物などを繰り返し使用すると、薬物の効果が減弱、消失すると渇望が生じるのと同時に、手の震えや下痢等の症状が発現します。こうした**対象物の摂取をやめたあとに生じる身体的な症状を離脱症状と言います。**前ページの表を見ると、アルコールはタバコや他の違法薬物と比べても、精神依存、身体依存のいずれについても無視できない依存性の強さを持っています。繰り返しになりますが、この表はあくまでも身体依存と精神依存に関する強さに言及しているものであり、「依存度の強弱＝各物質の危険性」ではないということには注意してください。

――やはり、合法だからといって依存性が低いというわけではないんですね……。日本はコンビニ等で気軽にお酒が買えちゃいますもんね。

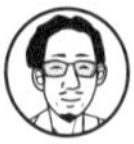

日本ではアルコール依存症に該当すると考えられる方がおよそ１００万人いると推計されています。しかし、厚生労働省の患者調査では、治療を受けている人はわずか５万人しかいません。アルコール依存症が進むと、身体や精神に悪いばかりではなく、飲酒運転で摘発されたり職場でのトラブルが重なって失業につながったり、というように社会・経済的な影響がだんだん大きくなっていきます。

――「酔った上での失敗」が笑って済まされるレベルではなくなってしまう場合もありますよね。しかも無自覚のうちにそうなってしまう人も多そうです。では、アルコール依存を防ぐ方法はあるのでしょうか？

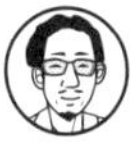

アルコール依存症は、早期に治療を始めればそれだけ治療効果があがりやすい病気です。特にプレアルコホリズムという、依存症の手前できちんとした対策をとれば、肉体的な問題だけでなく社会的にも経済的にもより少ない損失で回復が期待できます。プレアルコホリズムとは、アルコール関連問題の早期発見・早期治療を目的に、久里浜アルコール症センターで提唱された概念で、**①何らかのアルコール関連問題を有すること②今までに連続飲酒（酒を数時間おきに飲み続け、絶えず身体にアルコールのある状態が数日**

**から数カ月も続く状態）を経験したことがないこと③今までに離脱症状を経験したことがないこと**の3つの条件を満たす場合にそのように呼ばれます。つまり、いわゆる「依存症」の症状がなくとも「飲酒に関連した何らかの問題を抱える人」は支援の対象であるという考え方です。ここでいう「問題」には明確な定義はありません。対人問題・金銭問題・家庭内の問題……。どんな問題であってもアルコールという物質が関わっていれば、個人だけでは解決することが難しい場合も多く、第三者への相談や支援を受けていくことが重要になります。

――アルコール依存症は否認の病気、という言葉を聞いたことがあります。なかなか自分がアルコール依存症であるとは認めにくいものなのでしょうか？

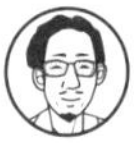

どこかで「マズいな……」と感じているとしても、お酒での失敗なんて誰にでもあるものですし、日本にはそれをあまり問題視しない風潮もありますので、「まあ、自分より酒癖悪い人いるし大丈夫でしょ」とか「自分は病院に行くほどヤバい状態ではない」といった考えがよぎってしまい、問題に向き合う作業がなかなか進みません。

――アルコール依存の治療にはどういった選択肢があるのでしょうか？

グループ療法や自助グループが利用されることが多いです。似た部分で悩んでいる人の姿を見たり、そういった人が変化した話を聞いたりすることで、自らの病状と向き合い、支え合いながら共に回復していくことを目指す治療法です。また、こういった治療に加えて、アルコールに関しては飲酒欲求を抑えるための治療薬もあります。専門医を受診することで治療の選択肢も広がるため、**一人で抱え込んだり、家族の中で片付けたりしようとせずに、外部機関の援助を求めることが重要**です。

――ちなみに、アルコール依存がきっかけで他の精神疾患に発展する可能性もあるのでしょうか？

うつ病、不安症、パニック症などを併存することもありますし、難治性の精神疾患の背景にアルコールの問題が隠れているケースもあります。また、肝炎や脂肪肝、膵炎などの疾患や、生活習慣病、果ては消化器系のがんを引き起こす場合もあり、世界保健機関（WHO）によると、**アルコール依存症は200以上もの病気や外傷の原因になる**と指摘されています。

――なるほど、日本だといまだに「酒が飲める奴はエライ／すごい」みたいな風潮もありますし、デメリットや危険性に目が向けられることがあまりないですよね……。

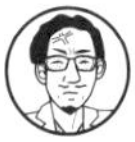

そうですね、日本では飲みニケーションといった言葉もあるぐらい、**飲酒によるコミュニケーションの「良いところ」だけがクローズアップされ、健康面や依存の問題などが軽く見積もられてしまっている点が問題**だと思います。

――お酒の場での付き合いも仕事の延長線上みたいな風潮もありますもんね。Testosteroneさんはお酒を飲まないとのことですが、それによって仕事で不利益を被ったりはしないんですか？

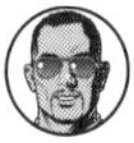

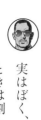

実はぼく、お酒を飲まないというよりは飲めないと言った方が正しくて……。大学生のときは割と生活がメチャクチャで、毎日浴びるようにお酒を飲んでいたんですね。そしたら軽いアルコール中毒とアルコール性肝炎になってしまって。医者に「このままいく

とお前はアルコールに殺されるぞ」と勧告されて、それ以来ずっと禁酒してるんです。少しでも飲んでしまうと簡単にスイッチが入ってしまうので……。

――そうだったんですね！　それだけ正当な理由があればお酒を断っても全然気まずくならないし許されますよね！

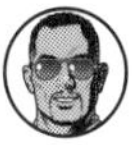

このストーリーは、ぼくが社会人デビューしたときに創り上げた、酒をメッチャ強要するビジネス相手に当たってしまったときに使うための最終兵器です。

――全部ウソなんですか？（笑）

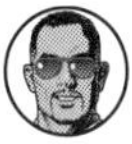

はい！　**全部ウソです！**　ぼくはお酒が好きじゃないので、社会人デビュー1年目から断固として酒は飲まないと決めていました。大抵の相手はウーロン茶ジョッキ2杯一気飲みとかで笑って見逃してくれるのですが（そもそも、罰ゲーム的な何かをしないと認められないという空気自体意味わかんないですけど）、しつこい相手だと「恥ずかしいのであまり人には言っていないのですが……」って感じでしれっとウソをついて

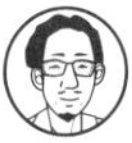

いました（笑）。これで切り抜けられなかったことは一度もありません。酒、別に好きな人は飲んだらいいと思うんですけど、あれは絶対に人に強要するもんじゃないですから。酒を強要する時点で配慮のかけらもない人間なわけですよ。そういう人間で仕事できる奴なんていないですから、酒なんてキッパリ断ってOKですよ。たまーに仕事もバリバリできるのに酒を強要するパワハラMAXみたいな人間もいますけど、そんな奴と仕事してると疲れちゃうのでやっぱり断ってOKですよ。**酒で仕事を円滑に進めるとか、仕事の魅力だけで相手を魅了できない人の逃げ道っす。**時代遅れっす。

お酒を他人に強要するのは論外として、お酒がなくても安心・安全に正直なコミュニケーションを取れる場所を作ることが、今の世の中には必要とされているのだと思います。

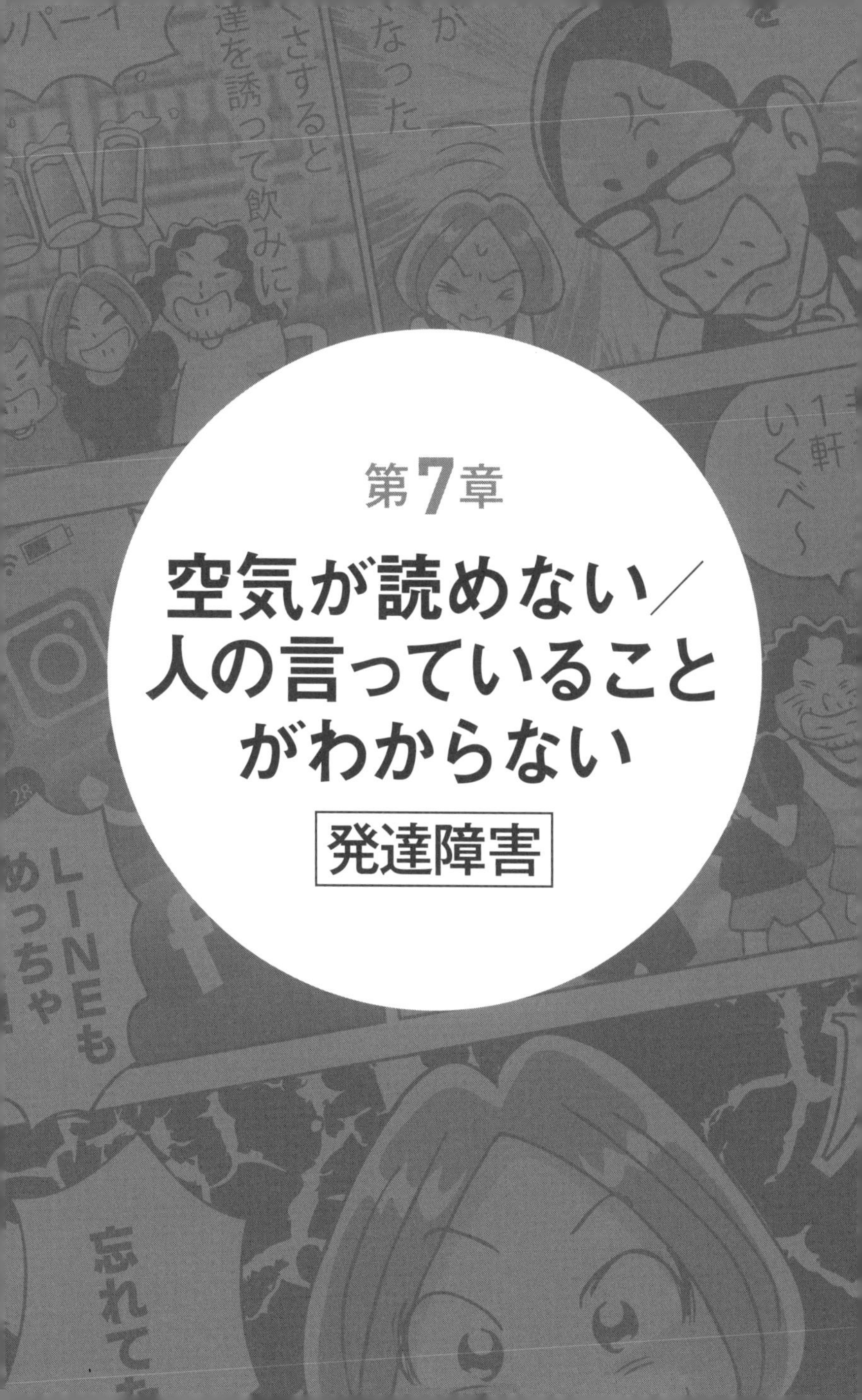


# 第7章

# 空気が読めない／人の言っていることがわからない

## 発達障害

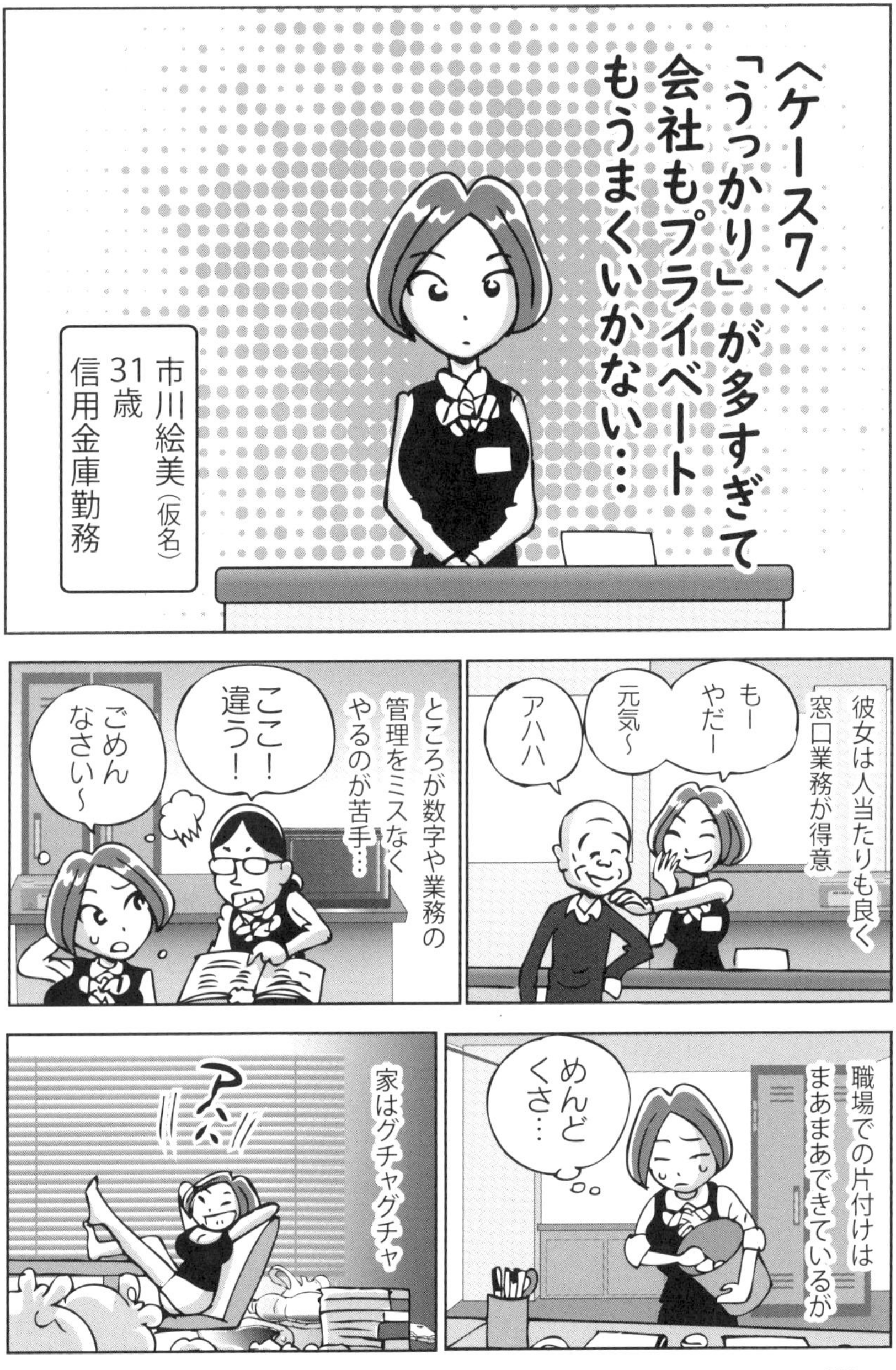
〈ケース7〉
「うっかり」が多すぎて
会社もプライベート
もうまくいかない…
市川絵美（仮名）
31歳
信用金庫勤務
彼女は人当たりも良く
窓口業務が得意
もーやだー
元気～
アハハ
ところが数字や業務の
管理をミスなく
やるのが苦手…
ここ！
違う！
ごめん
なさい～
職場での片付けは
まあまあできているが
めんど
くさ…
家はグチャグチャ
アハ

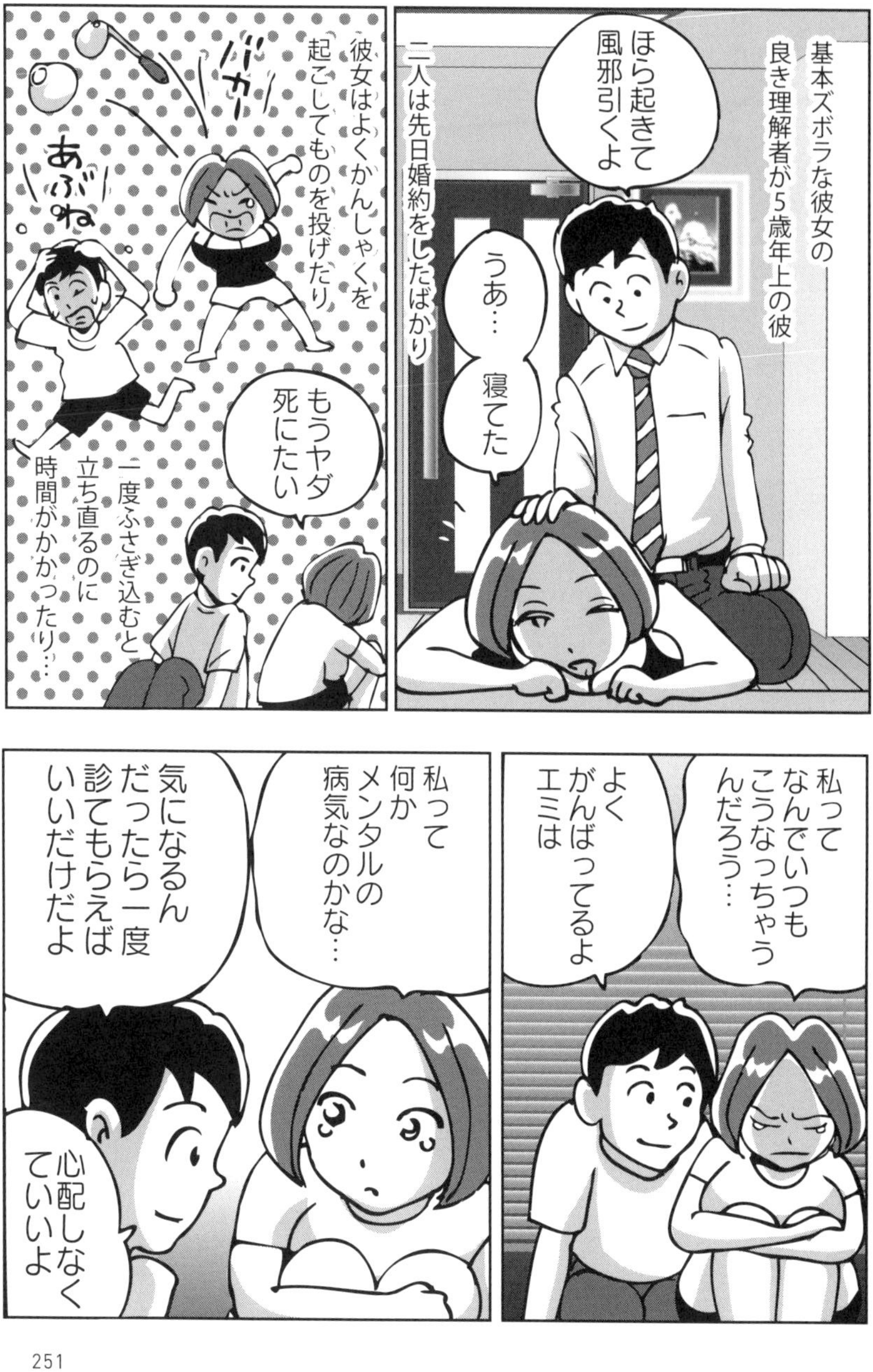
基本ズボラな彼女の良き理解者が5歳年上の彼
ほら起きて風邪引くよ
うあ… 寝てた
二人は先日婚約をしたばかり
彼女はよくかんしゃくを起こしてものを投げたり
バカー
あぶね
もうヤダ死にたい
一度ふさぎ込むと立ち直るのに時間がかかったり…
私ってなんでいつもこうなっちゃうんだろう…
よくがんばってるよエミは
私って何かメンタルの病気なのかな…
気になるんだったら一度診てもらえばいいだけだよ
心配しなくていいよ

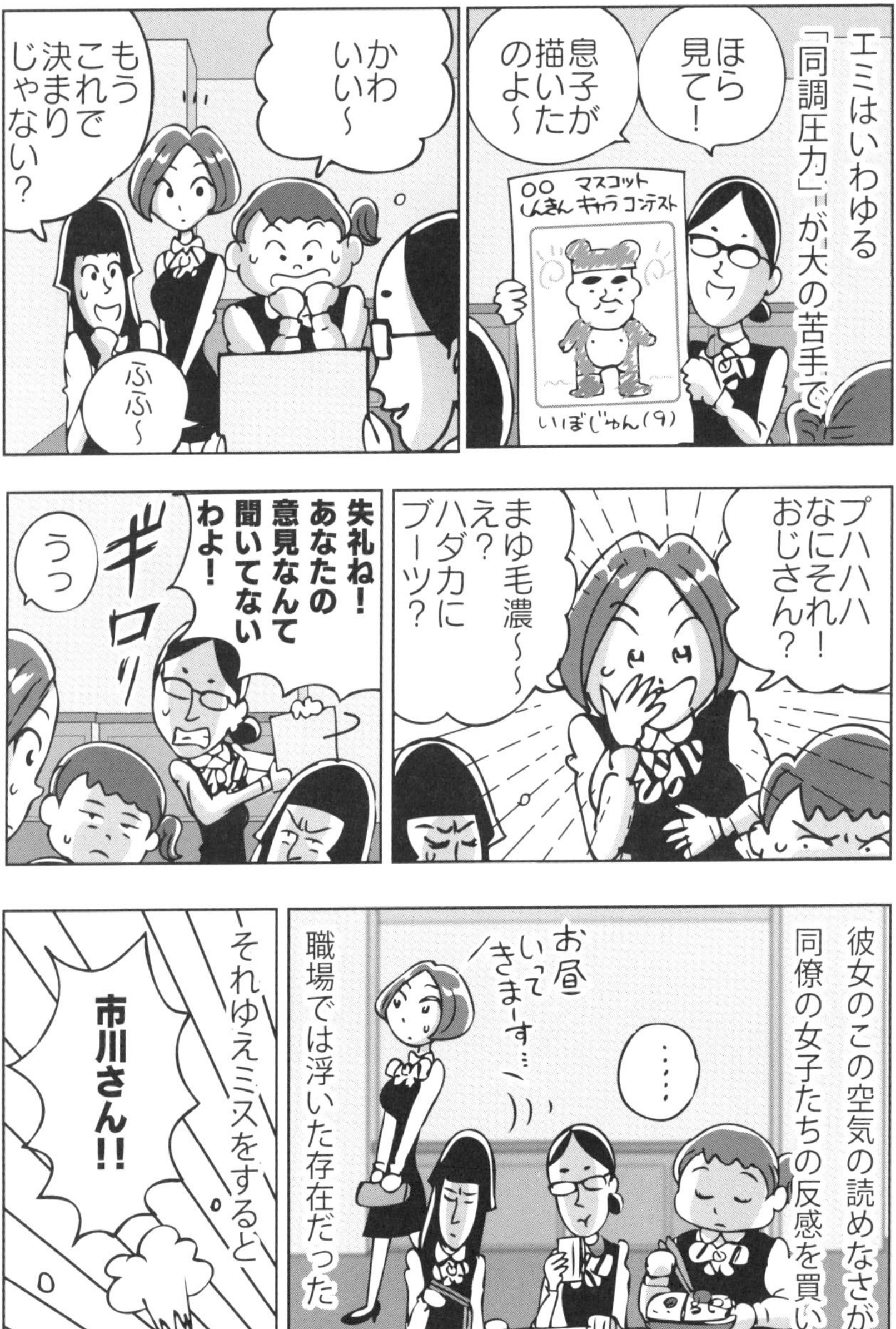
エミはいわゆる「同調圧力」が大の苦手で
ほら見て!
息子が描いたのよ〜
〇〇しんきん マスコットキャラコンテスト
いぼじゅん(9)
かわいい〜
もうこれで決まりじゃない?
ふふ〜
プハハハ なにそれ! おじさん?
まゆ毛濃〜〜 え? ハダカにブーツ?
失礼ね! あなたの意見なんて聞いてないわよ!
ギロリ
うっ
彼女のこの空気の読めなさが同僚の女子たちの反感を買い
職場では浮いた存在だった
お昼いってきまーす…
……
それゆえミスをすると
市川さん!!

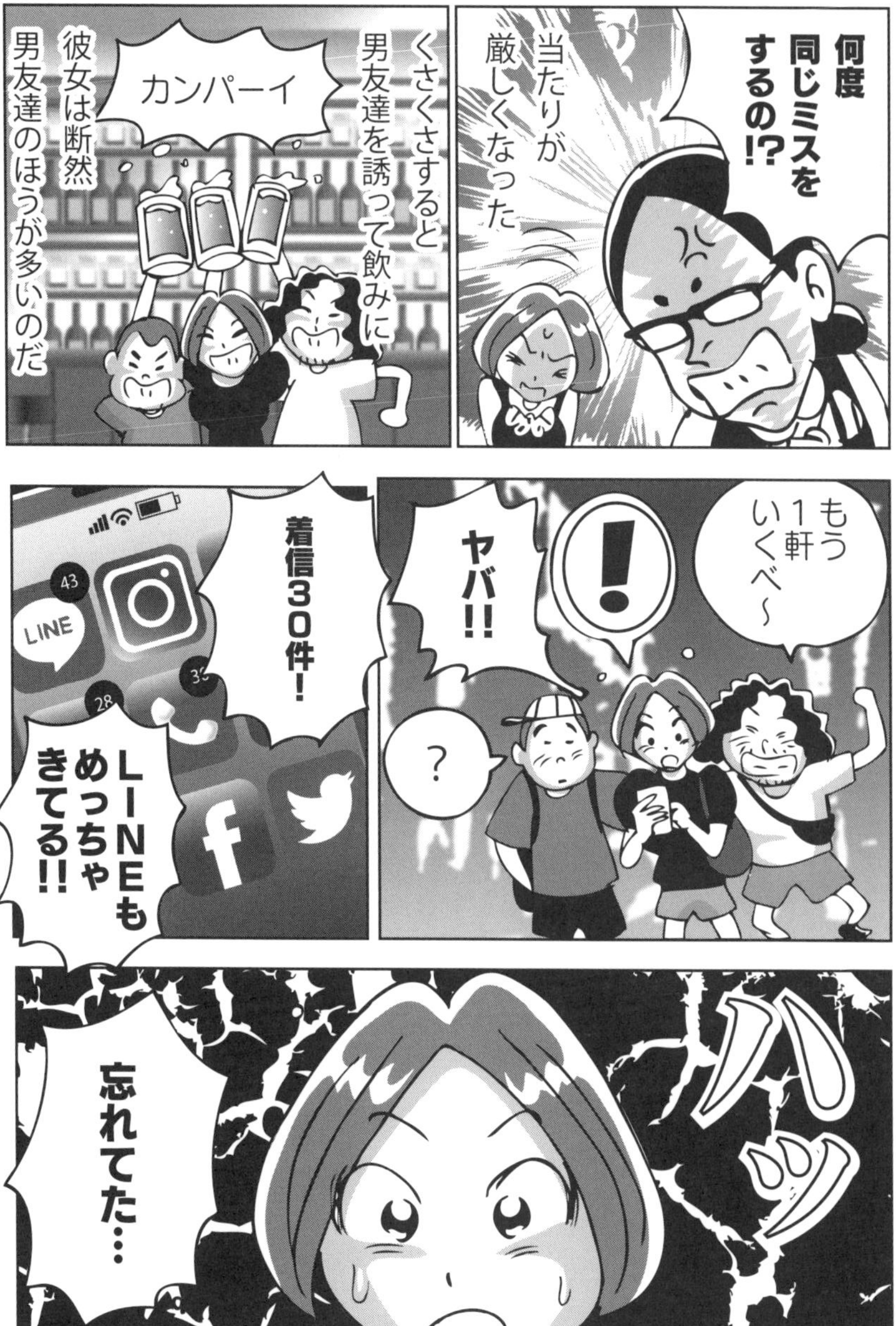
何度
同じミスを
するの!?
当たりが
厳しくなった
くさくさすると
男友達を誘って飲みに
カンパーイ
彼女は断然
男友達のほうが多いのだ
もう
1軒
いくべ～
!
ヤバ!!
?
着信30件!
LINE
LINEも
めっちゃ
きてる!!
ハッ
忘れてた…

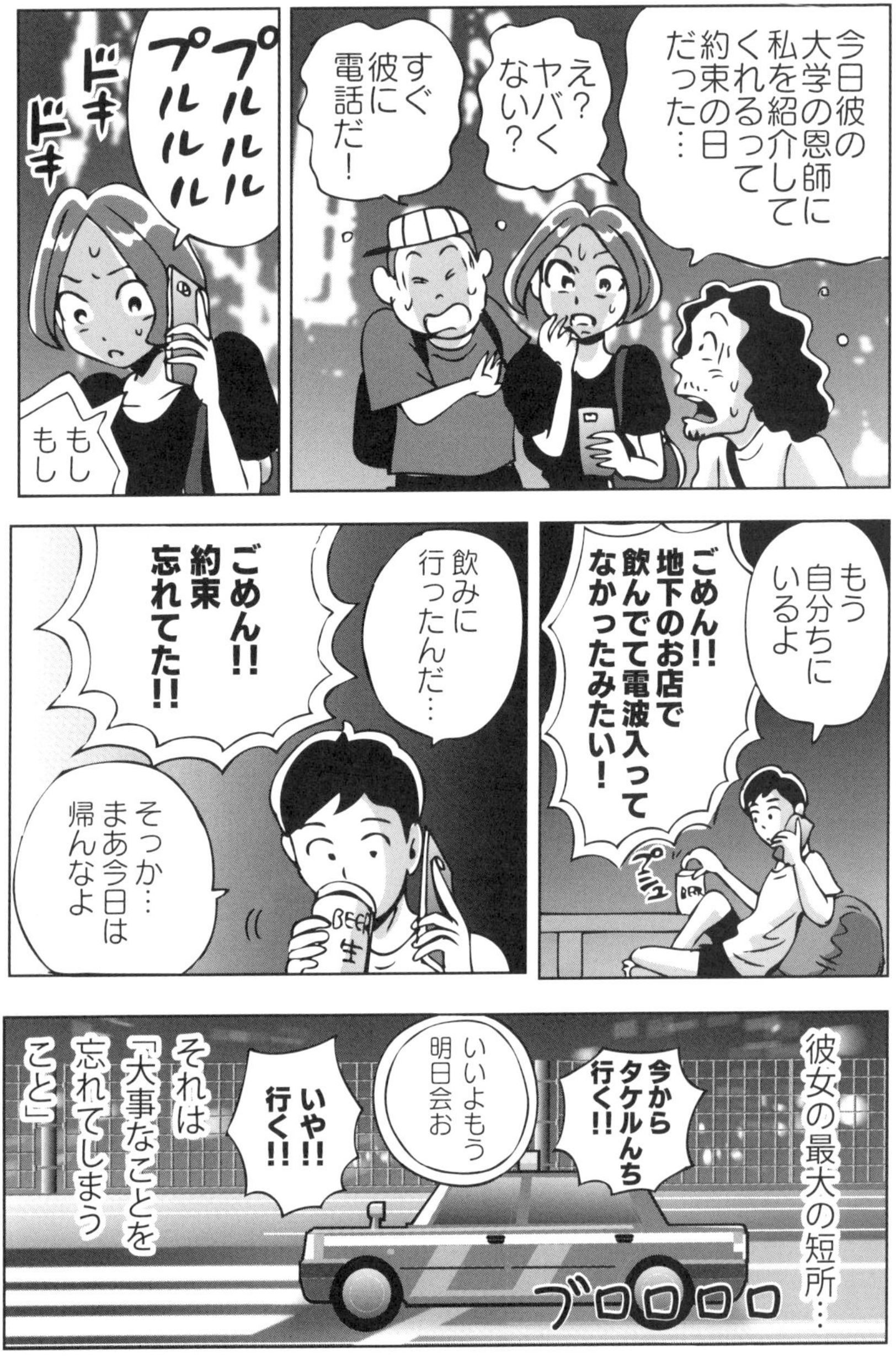
今日彼の大学の恩師に私を紹介してくれるって約束の日だった…
え？ヤバくない？
すぐ彼に電話だ！
プルルルプルルル
ドキドキ
もしもし
もう自分ちにいるよ
ごめん!! 地下のお店で飲んでて電波入ってなかったみたい！
プシュ
飲みに行ったんだ…
ごめん!! 約束忘れてた!!
そっか…まあ今日は帰んなよ
彼女の最大の短所…
今からタケルんち行く!!
いいよもう明日会お
いや!! 行く!!
ブロロロロロ
それは「大事なことを忘れてしまうこと」

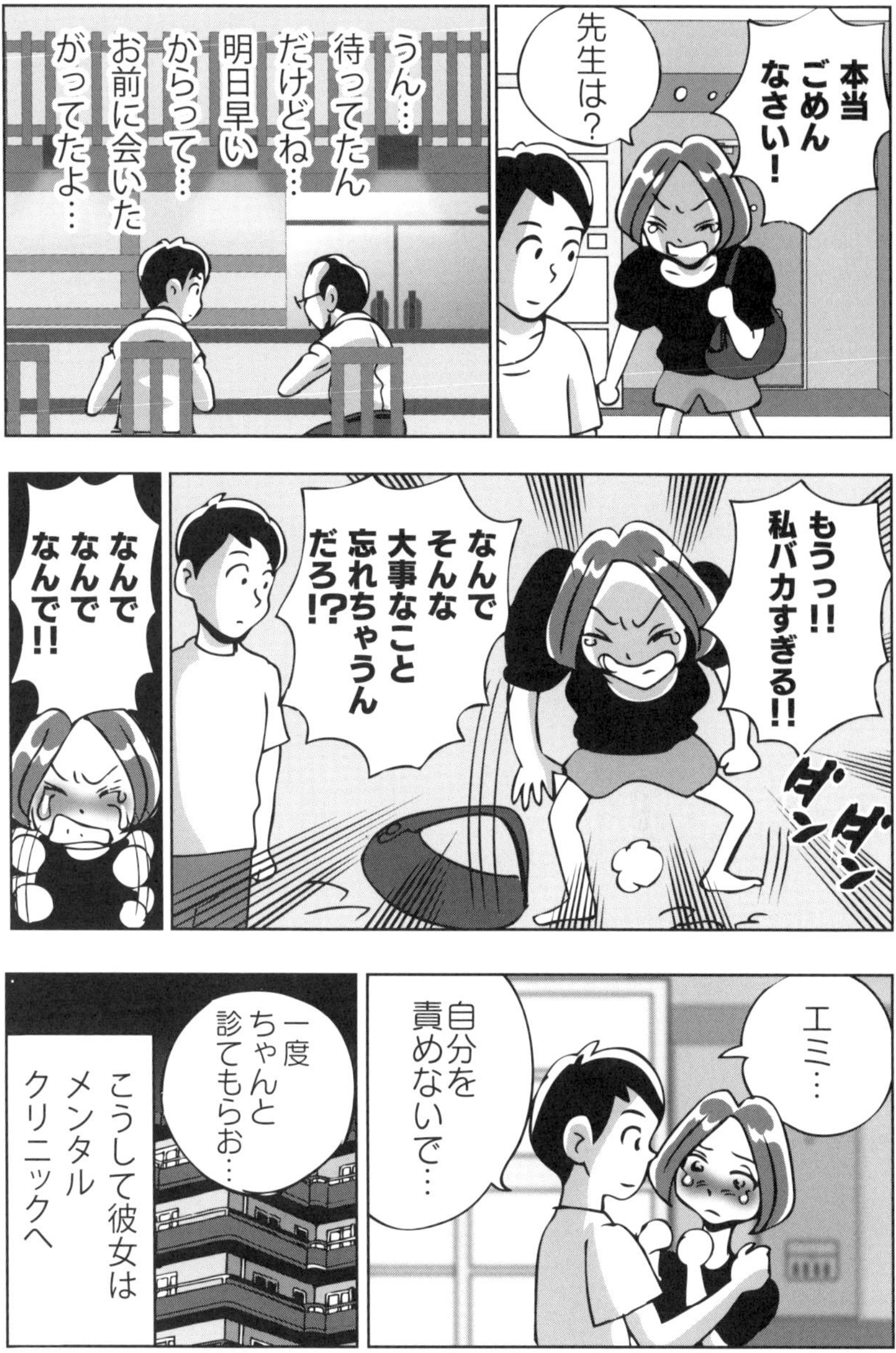
本当ごめんなさい！
先生は？
うん…待ってたんだけどね…明日早いからって…お前に会いたがってたよ…
もうっ!! 私バカすぎる!!
なんでそんな大事なこと忘れちゃうんだろ!?
ダン ダン
なんでなんでなんで!!
エミ…
自分を責めないで…
一度ちゃんと診てもらお…
こうして彼女はメンタルクリニックへ

## 発達障害とは

発達障害という言葉は正確な診断名ではなく、対象者を支援するための行政用語として生まれた言葉です。精神医学では神経発達症という用語が用いられており、現在の診断基準では、ＡＳＤ（自閉症スペクトラム障害）、ＡＤＨＤ（注意欠如・多動性障害）、ＬＤ（限局性学習症：読字障害、書字障害、算数障害）などに分類されています。神経発達症はいわゆる「病気」とは異なり、生まれつきの要因と環境的な要因が複合的に関わった脳機能の問題であると推定されています。同じ人にいくつかのタイプの神経発達症があることも珍しくなく、個人差がとても大きいことも特徴です。同じ診断名がある人同士でもまったく似ていないように見えることがあるので、専門家による評価を受けた上で、自分自身と周囲がその特性をしっかりと理解していく必要があります。

| | | |
|---|---|---|
| 症状 | 自閉症スペクトラム障害（ASD） | スペクトラムは「連続体」という意味で、自閉症、アスペルガー症候群、その他の広汎性発達障害を含む。対人関係の障害、コミュニケーションの障害、興味や行動の偏り（こだわり）といった特徴がある |
| | 注意欠如・多動性障害（ADHD） | 自閉症スペクトラムと異なり、「行動面」をみて診断されるもので、前頭葉の実行機能障害による不注意の問題や、報酬系・衝動制御の問題から生じる多動・衝動性の問題のいずれか、あるいは両方の症状が現れる |
| | 限局性学習症（LD） | 全般的な知的発達には問題がないのに、読む、書く、計算するなど特定の事柄のみがとりわけ難しい状態を言う |

| | |
|---|---|
| 原因 | 正確な原因はいまだわかっていないが、研究によると、遺伝要因や環境要因が組み合わさって生じる脳神経機能の問題であるとされている |

## ASDチェックリスト

- □ 人との距離感がつかめない
（近すぎる、あるいは遠すぎる）
- □ 雑談をするのが苦手
- □ 人に話し掛ける、あるいは話し掛けられるのが苦手
- □ 表情が少ないと言われる
- □ 視線を用いたコミュニケーションが苦手
- □ 友人関係が長続きしない
- □ 他の人には理解してもらえない
強いこだわりがある
- □ 味覚、聴覚、触覚などの感覚で
すごく過敏なものがある

↓

**上記のうち、4個以上当てはまる人は、
この章をしっかり読んでください。**

## ADHDチェックリスト

- □ 仕事や作業で詰めの甘さを指摘されることが多い
- □ 順序立てて作業したり、計画を立てて行動したりすることが苦手だ
- □ 約束や重要な用事を忘れることがしょっちゅうある
- □ じっくり考えなければならない課題はなるべく避けている
- □ 長時間同じ場所に座っているのは苦手だ
- □ 何もせずにゆっくりしていることができず、何か活動に手を出してしまうことがよくある

↓

**上記のうち、4個以上当てはまる人は、この章をしっかり読んでください。**

## LDチェックリスト

- □ 同年代の人と比べて明らかに「読み、書き、計算」をすることがとても難しい
- □ 書いてある字を音読することがとても難しい
- □ 文字・文章を読んで理解することがとても難しい
- □ 字の書き方が周りの人と違い、誤りがとても多い
- □ 文章の中で文法や句読点（、。）の誤りがとても多い
- □ 数字の大小の概念が理解できない、指を使わないと数が数えられない
- □ 計算が必要なこと（買い物や割り勘など）を式に当てはめて考えることができない

↓

**上記のうち、3個以上当てはまる人は、この章をしっかり読んでください。**

# 発達障害は生まれ持った特性である

――最近よく耳にするようになった「発達障害」とはどんな病気なのでしょうか。

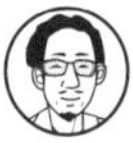

まず、発達障害は生まれ持った特徴／特性とも言えるもので、いわゆる「病気」とは異なります。発達障害にはいくつかの診断名があり、自閉症スペクトラム障害（ＡＳＤ）、注意欠如・多動性障害（ＡＤＨＤ）、限局性学習症（ＬＤ）の３つについて述べられることが多いです。

――生まれつきの性格に近いようなイメージでしょうか？

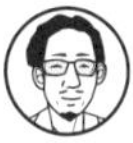

そもそも「性格」というのは気質（生来的な性質）と発達特性、さらに環境要因が合わさって形成されるものです。ですから、発達障害の特性も性格の一部を形成する重要な要因であると考えた方が良いでしょう。

――なるほど。発達障害にはそれぞれどのような特徴があるのですか？

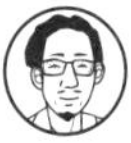

ASDの人は、本人が「発信」するときのコミュニケーションの様式と周囲から情報を「受信」したときの処理様式の両方が、大多数の人と異なることが知られています。そのため、対人関係や新しい環境への適応で苦労することが多くあります。「発信」の場面では身振り手振りや表情といった非言語的コミュニケーションに乏しく、自分の説明したいことが十分に伝えられなかったり、気持ちだけが先行し伝えたいことを「無表情のまま早口&大声」で話して驚かれてしまったり、といったことになりがちです。「受信」の場面では、他人の発言を「字義通り」にとらえてしまい、臨機応変な対応ができないケースがあります。たとえば「お風呂のお湯見てきて」と伝えられ、「お風呂場で蛇口からお湯が出ている様子をじっと眺めていた」といった事例がよく挙げられます。また、相手側が発する非言語的コミュニケーションを読み取ることも苦手で、言葉で表現されていない相手の意図を汲むことができない、といったケースもあります。

――そういった人はどうしてもコミュニケーションや人間関係に問題を抱えてしまいやすくなりそうです。

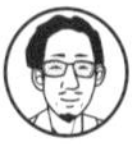

その通りです。人間はお互いに意思や感情を共有することで社会を作り上げています。だから、それらが苦手なＡＳＤの人のことを十分に理解せずに周囲が関わると、さまざまな問題が起きることがあります。これを**「社会コミュニケーションの問題」**と呼びます。かつては平均水準の知的能力があり、言葉の習得に遅れがない一部の高機能ＡＳＤの人をあらわすために「アスペルガー症候群」という用語が使われていましたが、現在はＡＳＤの概念に含められています。

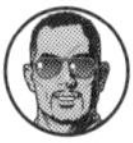

日本にはコミュニケーションが苦手な人をバカにする傾向がありますよね。まずそれが良くない。悪です。コミュニケーション能力って生まれ持った特徴／特性という部分が大きいじゃないですか？　得意な人は意識しなくても自然とできるし、苦手な人はコミュニケーションを取ることが苦しくて仕方がないっていう。努力で改善はできるけど、**生まれ持った特徴／特性が大きな比重を占めるという意味ではコミュニケーション能力は容姿に近い**ものだと思うんですよ。

――なるほど……！

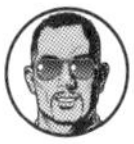

「生まれ持った特徴／特性をバカにすることはモラルに反する」という共通認識があるから、大っぴらに容姿をバカにする人はモラルのない人間だけなのですが、これがコミュニケーション能力になると、なぜかそのモラルの網を抜けて嘲笑の対象になってしまう。**コミュニケーション能力の欠如は自己責任・努力不足という認識が社会にはあるん**ですね。容姿をバカにされたことがある人はわかると思いますが、生まれ持った特徴／特性をバカにされるって本当につらいことですよ。コミュニケーションが苦手な人には生きづらい社会だと思います。コミュニケーション能力は生まれ持った特徴／特性という認識が社会に広まり、コミュニケーションが苦手な人をバカにする風潮が一刻も早く消え去ってくれるといいなと私は思います。……ちょっと自分でも引くぐらい良いこと言ってて**鳥肌立ってる**んですけど！　ねえ、読者の皆さんもそう思わない？　どう？　どう？　Twitterでメッセージちょうだい！　褒めて！

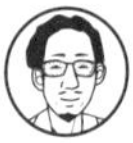

Testosteroneさん、今はこちらに集中してください（笑）。それでは、ASDの特徴をもう一つ解説させていただきますね。ASDの特徴としてはもう一つ、「こだわり／感覚過敏の問題」があります。こだわりというのは、**「同じことの繰り返しとなる行動や、同じようなパターン・物に安心感を持つ（＝常同行為）」**というものです。感覚過敏は

聴覚や味覚・匂いに対する過敏さを指します。たとえば、匂いに過敏すぎて「プールの塩素の臭いが嫌でプールに入れない」とか、味覚が過敏なので「食べ物の好き嫌いが尋常でなく多い」といったようなことが起きます。周りの理解がない場合、問題行動ととらえられる場合もあり、本人も周囲も困ったままになってしまいます。

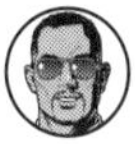

日本は同調圧力が強いですから、「こだわり／感覚過敏の問題」がある人は特に生きづらいでしょうね。ぼくなんか割とこだわりが強い方なので、しょっちゅう「空気読め！」「みんなに合わせられないの？」と言われて生きてきました。たとえば食事。ぼくは各々が自分の食べたいものを食べればいい、たまたま食べたいものが同じだったら一緒に食べたら良くない？　っていう考えなのですが、これがなかなか認められません。一人でも勝手な行動をとると、和が乱れて集団の空気が悪くなるらしいのです。和を大事にしたい人は集まって食べたらいいし、食べたいものが明確な人は食べたいものを食べたらいいと思うんですけどね。**食べたいものを食べるという我を通すだけでもグループ内での自分の評判が下がってしまうのですから、生きづらいったらありません**よね。

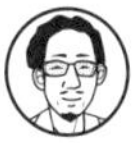

日本の同調圧力は本当に強いですよね。ぼくは仕事柄、学校の先生に子どもへの対応に

ついてアドバイスすることが多いのですが、**「個別の配慮」をお願いすると、「他の子へ示しがつかない」という返事が来ることがあります。**たとえば、感覚過敏があり、「学校指定の鉛筆で書くときの音・感覚が苦痛でノートが取れない」子がいたので、ボールペンの使用許可をお願いしたのですが、「本校では皆さんに鉛筆の使用をお願いしています」と嫌な顔をされたこともありました（苦笑）。これは一つの例ですが、「小学生は鉛筆を使用すべき」といういつから現れたかわからない固定概念・同調圧力からなかなか離れられない現状の現れだと思います。ただ、学校の先生方も色々なご事情がある場合も多く、教育委員会や他の保護者の方など、見えないところからの厳しい視線やメッセージを受け取り、同調圧力から抜け出す余裕がないように見えます。学校の先生のほとんどは個々の子どものことをよく考えてくれていますが、先生にもプレッシャーがかかっていることで、支援を受けるべき子どもたちにしわ寄せがいっているように感じます。

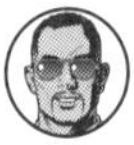

**義務教育において特例が認められにくいというのは大きな問題**ですよね。先生もおっしゃっている鉛筆の話じゃないですけど、どう頑張ったって死ぬほど合わないこと、無理なことってあるじゃないですか？　そういった人間の特性を理解して、柔軟に対応すれ

ば良いのに「特例を認めだしたらキリがない」「みんなもやっているのだから」と無理に型にはめ込もうとする。これはよろしくありませんよね。

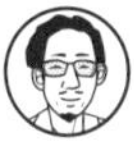

おっしゃる通りです。「みんなもやっている」が必ずしも正しくない、ということは社会のいろいろな場所で明らかになっていますし、個性や多様性をお互いに認め合う方向に進んでいくべきだと思います。

――発達障害のことを置いておいても、多様性が認められていくといいですよね。ADHDについてはどんな特徴がありますか？

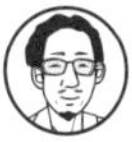

ADHDの代表的な特徴としては、**不注意（集中力がない）**、**多動性（じっとしていられない）**、**衝動性（思いつくと行動してしまう）**の3つが挙げられます。多動症状については一般的には成長とともに軽くなる場合が多いですが、貧乏ゆすりや「長時間のセミナーが苦手」などの形で残ることもあります。不注意や衝動性の症状は半数が青年期まで、さらにその半数は成人期まで続くと報告されています。また、思春期以降になってうつ症状や不安症状が生じる人もいます。思春期以降、こういったメンタルヘルスの

問題を抱えやすいことはＡＳＤの方も同様です。

――仕事でケアレスミスが多いとか、集中力が続かない、といったタイプの人がＡＤＨＤと診断された、という話も聞いたことがあります。

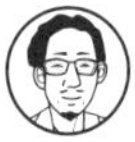

ＡＤＨＤは前頭葉機能の問題であるという仮説がありますが、誰でも**疲労がたまったり、危機的状況に陥ったりすれば前頭葉の機能は低下します。**ですから、ＡＤＨＤでない人でも疲れがたまると注意が散漫になったり、怒りっぽくなったりします。ＡＤＨＤの人はその閾値《いきち》（その値を境にして動作や意味などが変わる値のこと）が低く、そういった症状が普通の人より出やすいと考えられます。

――確かに疲れていたり、寝ていなかったりすると判断力や注意力が低下することがありますが、ＡＤＨＤの人はよりそういった状況に陥りやすいということですね。

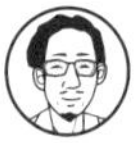

その通りです。また、本人は注意散漫や多動といった症状が引き起こす失敗そのものよりも、周囲からの叱責を受け続けることに苦痛を感じているケースも多いです。そうい

った場合、叱られないようにするために、周囲のことや自分のことで頭がいっぱいになり、さらに疲労がたまる。結果としてまたケアレスミスが増えてしまう、という悪循環に至ることも多く見られます。

――ちょっとしたことで考えすぎる→疲れてしまう→注意散漫になるという構図なのですね。

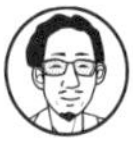

はい。また、衝動制御の問題があるＡＤＨＤの人は、「気分のアップダウンが激しい」ように見えることも多くあります。苦しいときに人の何倍も負荷がかかり、気持ちの切り替えが困難な一方で、楽しい刺激を見つけると「急に切り替わって」今度は疲れるまで楽しいことが止められなくなってしまうこともあります。そのため周囲からすると「自分が楽しいと思うことばかりしている」「楽しいことに逃げている」ように見えることもあります。

――確かにそこだけ見ると、「気持ちの問題」と思われてしまいそうですね。

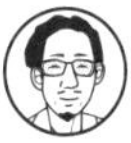

ＡＤＨＤの人に対する支援には、本人の自己理解と周囲の理解に加え、行動修正ができるまで本人も周囲も努力を続けることが必要です。「気持ちの問題」と安易に結論づけることは、本人が成長する機会を失うことにつながるため注意が必要です。

――ＬＤの人はどんなことで困っていることが多いのでしょうか？

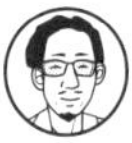

ＬＤとは全体的な知的発達には問題はないのに、読む、書く、計算するなど特定の事柄のみが難しい状態を指します。学業成績が振るわないので、勉強に対する意欲をなくしてしまったり、自尊心が損なわれたりします。日常生活に困難が生じることもあります。

――知的な能力には問題がないのに、読み書きだけが極端にできない、というのはなかなか周囲の人間からは想像できないというか、理解を得るのが難しそうです。

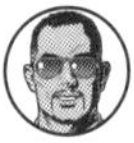

ハリウッド俳優のトム・クルーズは読字障害であることをカミングアウトしていますよね。彼は障害のため台本を読むのが難しく、母親やアシスタントにセリフを音読してもらい、それを録音したものを繰り返し聞いて覚えていたそうです。彼の存在はたとえ障

害があっても、周りの理解や適切なサポートがあり、かつ本人の努力が加われば、とてつもない成果を出すこともできると証明しています。彼は己の障害に自分の夢を妨げることを許しませんでした。私はそんな彼の姿勢を心の底から尊敬しています。

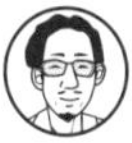

さきほどの学校における特例の話じゃないですが、日本では「同じことをする／させる」ことが平等であるという認識が強いので、字が読めない俳優に台本を読んで覚えてもらうといった「合理的配慮」と言われる対応が「ずるい！」と思われがちなところが認識のズレを生んでいます。

——最後に、発達障害の人の周囲にいる人が気を付けるところはありますか？

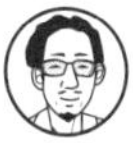

一番大事なことは、発達障害があろうとなかろうと「自分が見ている世界」は「他人が見ている世界」とは異なる、ということをみんなが理解することだと思います。その次に、**発達障害がある人であれば「自分の世界の構築方法」に独特のパターンがある可能性がある**ので、その点を考慮してコミュニケーションを取る、と言うことに尽きると思います。

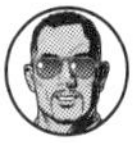

発達障害かどうかというのは現代社会とたまたま相性がいいかどうか、という部分もあると思います。たとえばぼくはメチャクチャ方向音痴なんですけど、グーグルマップがなければ、発達障害と認定されてもおかしくないかもしれない。**ぼくが原始時代に生まれていたとしたら、これはとんでもなく重要な能力の欠如**なわけですよ。「アイツと狩りに出たら二度と仲間と合流できないぞ！」って（笑）。でも今はグーグルマップがあって、普通に暮らすのには困らないから発達障害とは認定されない。目には見えないのでわかりづらいのですが、人間は一人一人本当に個性的です。人それぞれ特性があります。魚が陸上で泳げないのと同様、どうしてもコミュニケーションが取れない人、どうしても一つのことに集中できない人がいるわけです。そういった前提を社会全体が理解し、想像力を働かせて他者と接することができれば、より生きやすい世の中になるのではないかと思います。

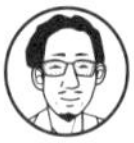

社会が「生きづらく」なっていけば、これまでは問題にならなかったような「グレーゾーン」と呼ばれる人が苦労することが増えます。発達障害の人が味わう苦労は、社会が抱える問題をあぶりだす側面があると感じています。

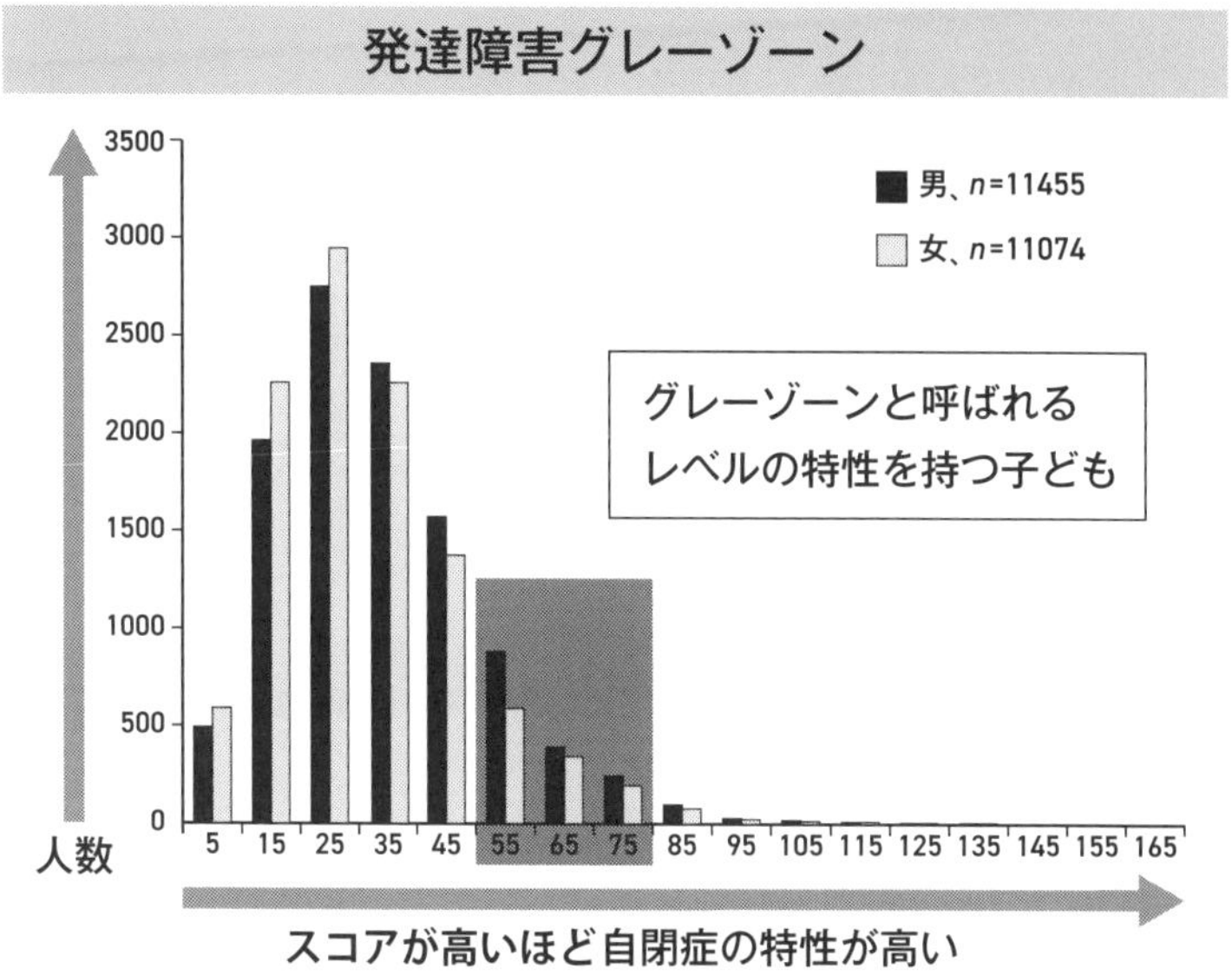


（Kamio et al.（2013）を基に作成）

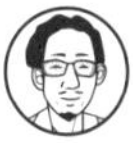

――確かに、発達障害の人にとって生きづらい社会というのは、そうでない人にとっても決して生きやすい社会だとは言えないような気もしますね。

私はそう思っています。

〈おわりに〉
# あなたは独りぼっちじゃない

本書の制作期間中、新型コロナウイルスが世界中で猛威を振るい始めた。コロナウイルス自体の脅威に加え、経済をはじめとする社会システムも大きな変化を迫られ、私たちの生活も一変した。

健康や雇用、将来についての不安、慣れない在宅勤務や外出制限によるストレス、自粛生活で変化する家族関係……。ただでさえ超高ストレスの日本社会を生きる人たちにさまざまな問題が一気に押し寄せ、人々の心に大きな負担がかかっていることは想像に難くない。たった一人で苦しみに堪えている人もいるかと思うと、胸が張り裂ける思いだ。こんなとき、私たち一人一人にできることは少ないが、「するべきこと」ははっきりしている。

## 食事管理をすること
## しっかり寝ること

## 運動をすること

本書で科学的エビデンスを交えながら繰り返し言及した3つの習慣は、心身の健康を保つためのライフハックなどという軽いものではない。全人類が従うべき生きる基本である。今回のような有事のときも、平和なときも、その大原則は変わらない。ぼく自身、健康のためなら死ねるタイプの人間なのでこの本で述べた習慣は十年間以上ずっと実践している。

ただ、残念ながらできることをやり尽くしても、誰にでも心の不調に陥ってしまう可能性はある。コロナ鬱なんていう言葉も出てきたぐらいだ。コロナの影響によるメンタル疾患の増加は恐らく避けられないだろう。かと言って、そんな状況でも悲観ばかりしていられない。

心のバランスを崩したとき、私たちの中で一体何が起きているのか。誰に助けを求めればいいのか。どんな考えを持つべきなのか。トンネルを抜けるまでにどれくらいの期間かかるのか。人類が科学と医療の力で少しずつ蓄えてきた知識を、本書では少しでも多く紹介しようと試みてきた。微力であることは自覚しているが、この本で得た知識がほんの少しでもみなさんがメンタルのピンチを乗り越えるヒントになってくれるはずだ。
そして、もし周りにメンタルの不調を患っている人がいたら、ここで得た知識をもとにあなたがその人の力になってやってほしい。あなたの大切な人や、この本を必要としているであろう人にこの本を積極的に貸してあげてほしい。俺からのお願いだ。
最後に、筋トレオタクの支持率NO．1、かつてうつ病を乗り越えた経験を持つ、米国の筋肉俳優ドゥエイン・ジョンソンさんの言葉を引用したい。

**「一番大切なことは、自分は独りじゃないって気付くことなんだ。自分がこの症状を体験する最初の一人じゃないし、最後の一人でもない」**

彼の言う通り、あなたは最初の一人でもないし、最後の一人でもない。そして決して独りぼっちでもない。だから大丈夫だ。何があっても大丈夫。
みんなが心の健康に対する知識を持って、健やかに、強く、しなやかに今後の人生を思いっきり楽しんで生きていけることを心から願っている。

Testosterone

# 再び立ち上がっていける社会へ

本書は普段はあまり語られない「心の問題」について筋トレの伝導者と精神科医がポジティブかつストレートに取り組んだ一冊になります。

近年医療の世界では、心の問題を抱える人に対して助言や援助を行う「公認心理師」という国家資格が設けられました。心理職が国家資格化された背景には、精神科・心療内科に限らず小児科やがん診療に携わる多くの科で、医療に心理職が必要という認識が広まったことがあります。ただ、心の問題を取り巻く課題が十分に解決されたとはまだまだ言えないのが現状です。

心の「症状」を取るための投薬・精神療法は医療機関で行われます。しかし、医療機関の保険診療という枠組みでは、「病気とまではいかなくても『生きづらさ』がある」方々に対応しきれなくなっているのも事実です。人それぞれが抱える「生きづらさ」に対する明確な処方箋や治療法は残念ながら存在しませんが、この問題を少しでも解消していくためには、専門家以外の方にも、「こころの問題」に目を向けてもらうことが必要です。そして、誰しもが抱えながら生きていかなければいけないこころの問題を丁寧に取り扱う人（Testosteroneのように！）が医療機関に限らず、多くの支援機関や身近な人間関係の中にも増えていくこと、問題を抱えた人が他者を安心して頼り、再び立ち上がっていける社会をつくっていくことが大事だと考えています。

本書を作るにあたり、数え切れないほど多くの議論を重ねました。制作過程の中で、心の問題に関する臨床の感覚と世間の認知との間にある「大きな差」を痛感することもありましたが、修正に修正を重ね、図表、漫画、エビデンスを盛り込んだ本書は、この「差」を少しでも埋める一冊になったものと信じています。

最後に執筆にあたり専門馬鹿の私にマイルドな助言とユーモアをいただいたTeststerone氏、予防領域に関する適切なエビデンスを添えていただいた久保孝史氏、精神的不調の苦しさを丁寧に漫画に描いていただいた福島モンタ氏、また、依存症領域に関するご助言をいただいた山本泰輔先生、上原陽子先生、認知行動療法をはじめとした精神療法全般へのご助言をいただいた中嶋愛一郎先生、そして、終わりない議論と原稿のまとめ作業を最後まで丁寧に行っていただいた文響社の臼杵秀之氏に厚くお礼申し上げます。

精神科医　岡　琢哉

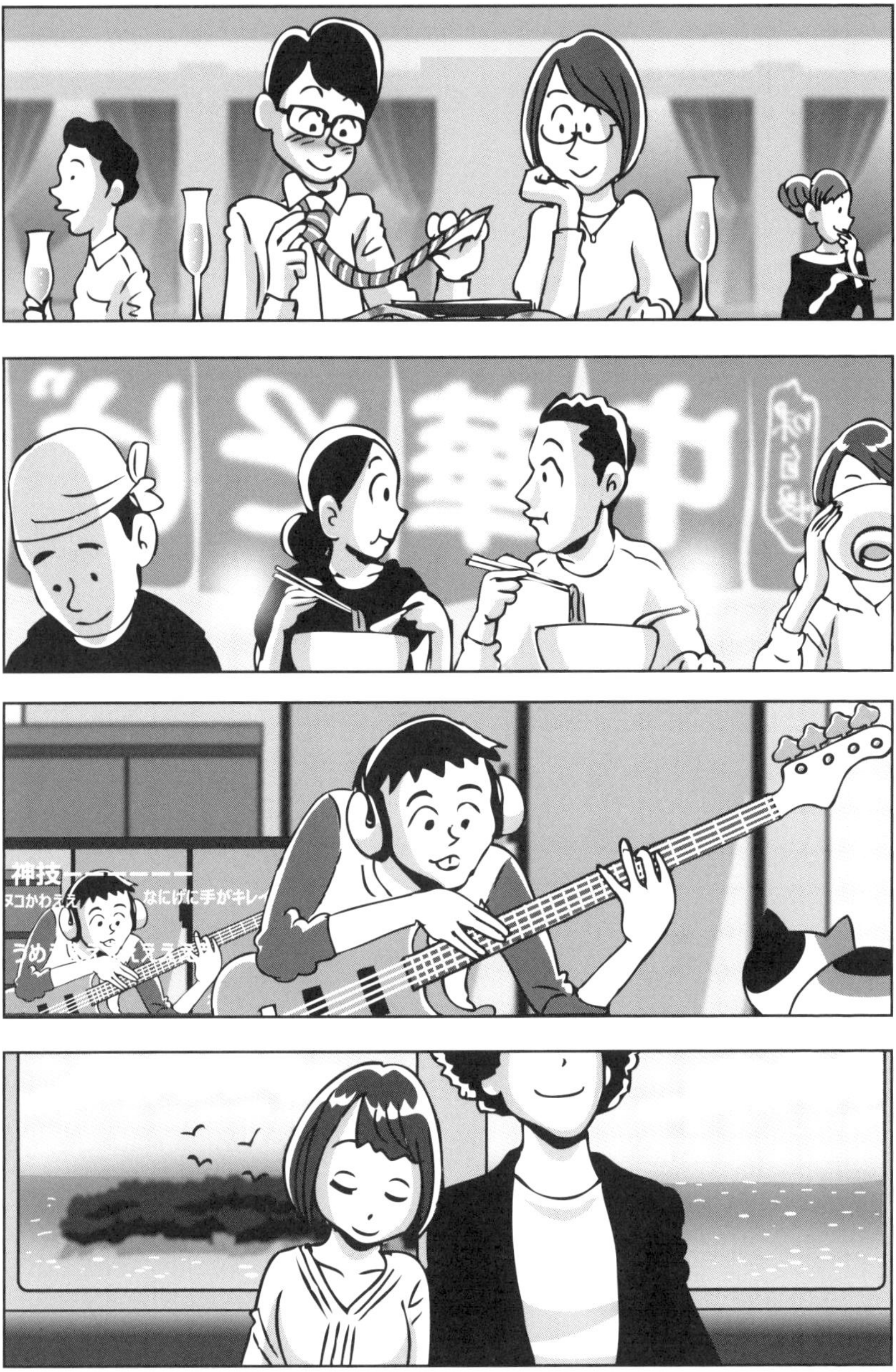
神技ーーーーーー
ヌコかわええ
なにげに手がキレ

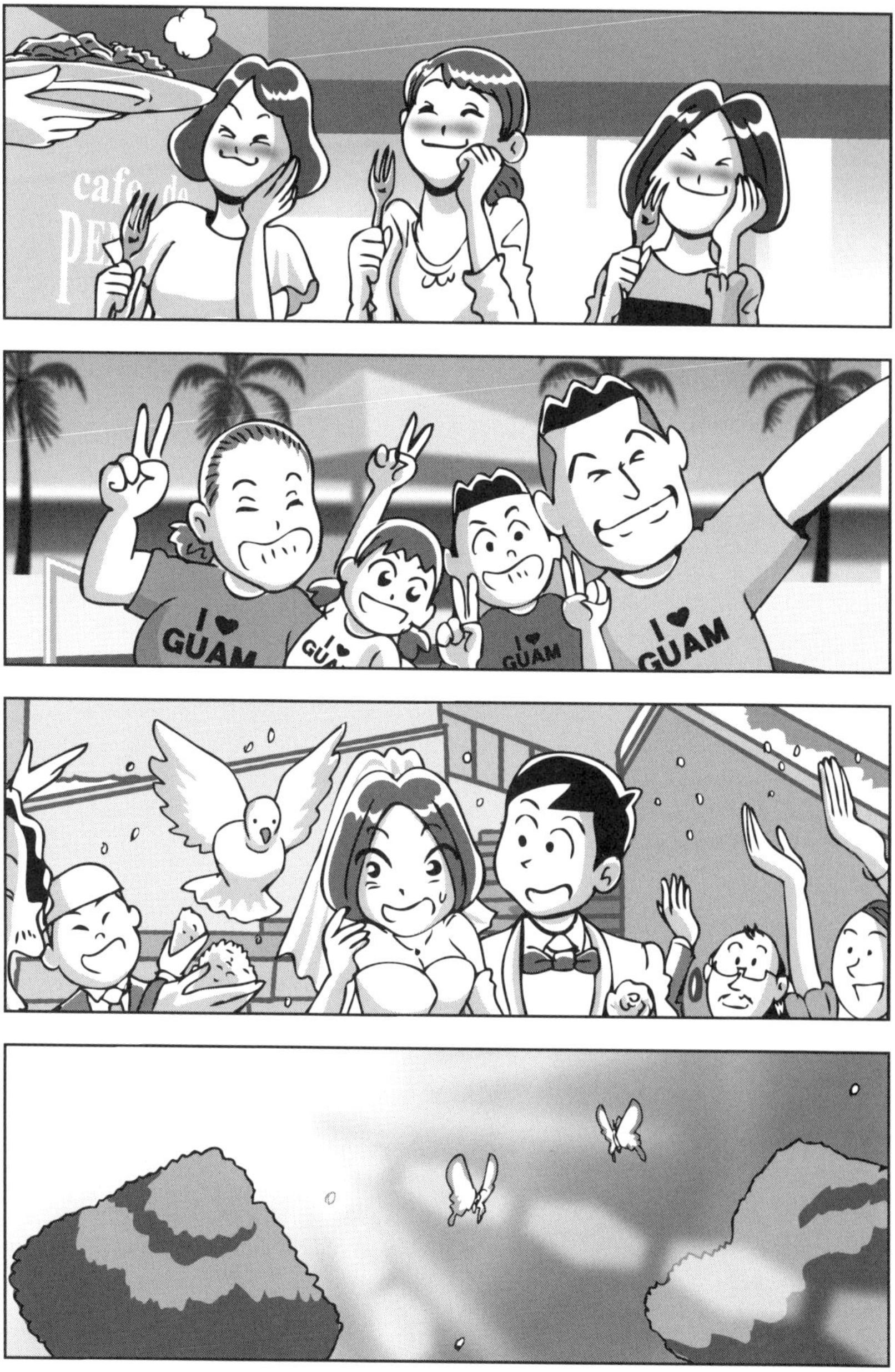
cafe de
I ♥ GUAM
I ♥ GUAM
I ♥ GUAM

# 精神科で処方される薬について

「強い薬」「弱い薬」という言葉がありますが、薬剤によって強い・弱いという分類はありません。薬剤は副作用の出やすさを含め「患者と薬との相性」を総合的に判断して処方されます。また、以下の分類は薬剤についての理解を深めるためのものです。処方された薬剤の詳細に関しては医師・薬剤師からの説明を必ず受け、「お薬手帳」をしっかりと活用してください。

## 主な抗うつ薬

### ●選択的セロトニン再取り込み阻害薬

神経伝達物質であるセロトニンの再取り込みを阻害することで、神経への情報伝達を促す。

例:パロキセチン(パキシル)、フルボキサミン(デプロメール、ルボックス)など

※()内は主な商品名

### ●セロトニン・ノルアドレナリン再取り込み阻害薬

神経伝達物質であるセロトニンとノルアドレナリンの再取り込みを阻害することで、神経への情報伝達を促す。

例:デュロキセチン(サインバルタ)、ミルナシプラン(トレドミン)など

## 躁うつ病や統合失調症、うつ病の増強療法で用いる薬

(増強療法とは、1種類の薬剤では十分な効果が得られない時に用いられる薬剤療法のことです)

### ●抗精神病薬

神経伝達物質であるドーパミンによる刺激を和らげ、神経の過剰な情報伝達を正常な状態に戻す。

例:リスペリドン(リスパダール)、オランザピン(ジプレキサ)、アリピプラゾール(エビリファイ)など

### ●気分安定薬

神経細胞の細胞膜に働きかけ、神経保護作用を示すことで気分の「浮き沈み」を安定させる。

例:炭酸リチウム(リーマス)、バルプロ酸(デパケン)、ラモトリギン(ラミクタール)など

〈抗精神病薬は、自閉症スペクトラム児の「易刺激性の改善」にも用いられることがあります〉

## ADHDの治療に用いる薬

### ●中枢神経刺激薬

神経伝達物質であるドーパミン、ノルアドレナリンの分泌を促すとともに再取り込みを妨げ、神経伝達の働きを高める。

例:メチルフェニデート（コンサータ）、リスデキサンフェタミン（ビバンセ）

### ●非中枢神経刺激薬

神経伝達物質のうち主にノルアドレナリンの再取り込みを抑えることで神経伝達の働きを高める。

例:アトモキセチン（ストラテラ）

※2020年6月より中枢神経刺激薬は処方に際して資格を有した医師の医療機関での登録が必要となります。

## 主な抗不安薬と睡眠薬

### ●ベンゾジアゼピン系抗不安薬

神経細胞のGABA-A受容体に結合し、抗不安作用を示す。睡眠薬と比して作用時間が短いものが抗不安薬として使用されている。

例:クロチアゼパム（リーゼ）、ロラゼパム（ワイパックス）、ジアゼパム（セルシン）など

### ●セロトニン作動性抗不安薬

神経伝達物質であるセロトニンの受容体に働きかけ、抗不安作用を示す。

例:タンドスピロン（セディール）

### ●ベンゾジアゼピン系睡眠薬

神経細胞のGABA-A受容体に結合し、催眠作用を示す。入眠困難や中途覚醒など不眠の質に応じて作用時間が異なる薬剤が用いられている。

例:ゾルピデム（マイスリー）、ブロチゾラム（レンドルミン）、フルニトラゼパム（ロヒプノール、サイレース）、クアゼパム（ドラール）など

### ●メラトニン受容体作動薬

睡眠や体内時計のリズムを整える作用のあるホルモンであるメラトニンの代わりにその受容体に働きかけることで、睡眠のリズムを整える。

例:ラメルテオン（ロゼレム）

### ●オレキシン受容体拮抗薬

覚醒中枢に作用する神経伝達物質オレキシンの働きを抑え、体内時計を覚醒から睡眠にシフトさせることで睡眠を促す。

例:スボレキサント（ベルソムラ）

# 困ったらここに頼れ！

## 公的機関

各自治体に設置されている**保健所**では、こころの健康や福祉についての相談、未治療、医療中断の人の受診相談、アルコール・薬物依存症の家族相談など幅広い事例について相談業務を行っており、保健師、医師、精神保健福祉士などの専門職が対応してくれる。電話相談もできるし、相談者の要望によって、保健師が家庭を訪問して相談を行うこともある。**市町村の保健センター**も保健、医療、福祉について、身近で利用頻度の高い相談に対応しており、障害福祉サービスなどの申請受付や相談、保健師による訪問等の支援もしてくれる。政令指定都市ごとに１カ所（東京都は３カ所）と設置数は少ないが、心の健康についての相談に特化した**精神保健福祉センター**という施設もある。こういった公的施設については厚生労働省が提供しているホームページ「みんなのメンタルヘルス」(https://www.mhlw.go.jp/kokoro/index.html）が詳しい。

## 電話相談ができるところ

### ●いのちの電話

自殺を考えている人に悩みを聴き、心の支えになってくれる電話相談。定められた養成課程を終え、相談員としての認定を受けたボランティアが相談にあたる。匿名可。ネット相談もできる。

https://www.inochinodenwa.org/

0570-783-556 (ナビダイヤル10:00 AM～10:00 PM)

### ●東京自殺防止センター

自殺を考えるほどつらい気持ちを抱えている人や、深い悩みを抱える人に感情面での支えを提供することを目的としたボランティア団体。電話や面接、手紙などでの相談に応じている。

http://www.befrienders-jpn.org/

03-5286-9090 (年中無休8:00 PM ～ 6:00 AM / (火曜のみ) 5:00 PM ～ 6:00 AM)

### ●働く人の「こころの耳電話相談」

労働者やその家族を対象にメンタルヘルスの不調や過重労働による健康被害などについての相談を受け付けている。

0120-565-455（フリーダイヤル）

月曜日・火曜日 17:00～22:00 ／ 土曜日・日曜日 10:00～16:00

## SNSで相談できるところ

### ●特定非営利活動法人 自殺対策支援センターライフリンク

SNSやチャットによる自殺防止の相談を受け付けており、必要に応じて電話や対面による支援も行う。

http://www.lifelink.or.jp/hp/top.html
LINE：ID検索@yorisoi-chat

### ●特定非営利活動法人 東京メンタルヘルス・スクエア

主要SNS（LINE、Twitter、Facebook）及びウェブチャットから、年齢・性別を問わず相談に応じ、必要に応じて福祉事務所や保健所などの公的機関へのつなぎ支援も行う。

https://www.npo-tms.or.jp/
LINE：ID検索@kokorohotchat

## オンラインカウンセリング

### ●cotree

カウンセリングを受けてみたいけれど、身近にカウンセリングルームがない、という人などにおすすめ。45分 5,000円(税抜)～。

https://cotree.jp/

## 役に立つサイト

### ●NHKハートネット 福祉情報総合サイト - NHKオンライン

https://www.nhk.or.jp/heart-net/

### ●こころの耳：働く人のメンタルヘルス・ポータルサイト

https://roudou-pro.com/columns/127/

### ●摂食障害情報ポータルサイト

http://www.edportal.jp

# マクロ管理法の計算式

## ①1日に必要な基礎代謝を計算する

**男性**

10×＿＿＿＿(kg)＋6.25×＿＿＿＿(cm)－5×＿＿＿＿(歳)＋5＝基礎代謝
　（体重）　　　　（身長）　　　　（年齢）

**女性**

10×＿＿＿＿(kg)＋6.25×＿＿＿＿(cm)－5×＿＿＿＿(歳)－161＝基礎代謝
　（体重）　　　　（身長）　　　　（年齢）

## ②活動レベルを考慮し、１日の消費カロリーを割り出す

| アクティブ度 | 活動内容 | 1日の消費カロリー |
|---|---|---|
| 低 | デスクワークが多く、通勤時に歩いたり階段をのぼったりする程度 | 基礎代謝(kcal)×1.2 |
| 中 | 立ち仕事や重労働が多く1日中動き回っている | 基礎代謝(kcal)×1.55 |
| 高 | 立ち仕事や重労働が多く、ジムでのトレーニングや運動もしている | 基礎代謝(kcal)×1.725 |

## ③目的に合わせ、1日に摂取すべき総カロリー量を割り出す

| | | |
|---|---|---|
| 増量したい人 | ▶ | 1日の消費カロリー（kcal）×1.2 |
| 現状維持したい人 | ▶ | 1日の消費カロリー（kcal）×1 |
| ダイエットしたい人 | ▶ | 1日の消費カロリー（kcal）×0.8 |

## ④各マクロ栄養素を1日何gずつ摂ればいいか計算する

(例:170cm　65kg　30歳　アクティブ度　中の男性の場合、
①−③の計算の結果、1日の消費カロリーは**2430kcal**。
ダイエットのため、**2430×0.8**で1日の摂取カロリーを**1944kcal**とする)

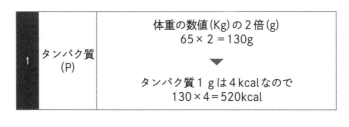

| | | |
|---|---|---|
| 1 | タンパク質 (P) | 体重の数値(Kg)の2倍(g)<br>65×2＝130g<br>▼<br>タンパク質1gは4kcalなので<br>130×4＝520kcal |

| | | |
|---|---|---|
| 2 | 脂質 (F) | 総摂取カロリーの25%<br>1944kcal×0.25＝486 kcal<br>▼<br>脂質1gは9kcalなので<br>486÷9＝54g |

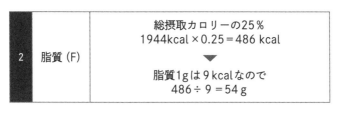

| | | |
|---|---|---|
| 3 | 炭水化物<br>(C) | タンパク質と脂質を除いた残りのカロリー<br>1944 kcal − 520 kcal<br>(タンパク質) − 486 kcal (脂質) = 938kcal<br>▼<br>炭水化物1gは4kcalなので<br>938 kcal ÷ 4 = 235 g |

(※小数点以下は四捨五入)

▼

1日に摂取すべきマクロ栄養素は
タンパク質=130g
脂質=54g
炭水化物=235g　となる。

# 参考文献


## [第1部／第1章]

功刀浩、古賀賀恵、小川眞太郎(2015)うつ病患者における栄養学的異常　日本生物学的精神医学誌26:54-58

Speed MS, Jefsen OH, Børglum AD, Speed D, Østergaard SD. Investigating the association between body fat and depression via Mendelian randomization. Transl Psychiatry. 2019;9(1):184.

tylervigen.com(最終閲覧日:2020年4月17日)
https://www.tylervigen.com/spurious-correlations
Tamakoshi A, Yatsuya H, Lin Y, et al. BMI and all-cause mortality among Japanese older adults: findings from the Japan collaborative cohort study. Obesity (Silver Spring). 2010;18(2):362-9.

日本肥満学会(最終閲覧日:2020年4月17日)
http://www.jasso.or.jp/

福岡秀興ら;10代の過度のダイエットに警告を;母性衛生;45(1);3-7;2004

Reale R, Slater G, Burke LM. Individualised dietary strategies for Olympic combat sports: Acute weight loss, recovery and competition nutrition. Eur J Sport Sci. 17(6): 727-740, 2017.

厚生労働省(最終閲覧日:2020年4月17日)
https://www.mhlw.go.jp/index.html

WHO(最終閲覧日:2020年4月17日)
https://www.who.int/

Leidy HJ, Racki EM. The addition of a protein-rich breakfast and its effects on acute appetite control and food intake in 'breakfast-skipping' adolescents. Int J Obes (Lond). 2010;34(7):1125-33.

The American Council on Exercise(最終閲覧日:2020年4月17日)
https://www.acefitness.org/

Stranges S, Samaraweera PC, Taggart F, Kandala NB, Stewart-brown S. Major health-related behaviours and mental well-being in the general population: the Health Survey for England. BMJ Open. 2014;4(9):e005878.

Arora M, Nazar GP, Gupta VK, Perry CL, Reddy KS, Stigler MH. Association of breakfast intake with obesity, dietary and physical activity behavior among urban school-aged adolescents in Delhi, India: results of a cross-sectional study. BMC Public Health. 2012;12:881.

Hidese S, Asano S, Saito K, Sasayama D, Kunugi H：Association of depression with body mass index classification, metabolic disease, and lifestyle: A web-based survey involving 11,876 Japanese people. J Psychiatr Res. 2018 Jul;102:23-28.

Glabska, D., Guzek, D., Groele, B., & Gutkowska, K. (2020). Fruit and Vegetable Intake and Mental Health in Adults: A Systematic Review. Nutrients, 12(1), 115.

Nanri A , Kimura Y, Matsushita Y, Ohta M, Sato M, Mishima N, Sasaki S, Mizoue T：Dietary patterns and depressive symptoms among Japanese men and women. Eur J Clin Nutr. 2010 Aug;64(8):832-9.

Devries MC, Sithamparapillai A, Brimble KS, Banfield L, Morton RW, Phillips SM. Changes in Kidney Function Do Not Differ between Healthy Adults Consuming Higher- Compared with Lower- or Normal-Protein Diets: A Systematic Review and Meta-Analysis. J Nutr. 2018;148(11):1760-1775.

Phillips SM, Defining Optimum Protein Intakes for Athletes, Sports Nutrition, IOC, Chapter 10, 136-145, 2014.

[第1部／第2章]

Freeman D, Sheaves B, Goodwin GM, et al. The effects of improving sleep on mental health (OASIS): a randomised controlled trial with mediation analysis. Lancet Psychiatry. 2017;4(10):749-758.

Dement WC. Sleep extension: getting as much extra sleep as possible. Clin Sports Med. 2005;24(2):251-68, viii.

Foster RG, Peirson SN, Wulff K, Winnebeck E, Vetter C, Roenneberg T. Sleep and circadian rhythm disruption in social jetlag and mental illness. Prog Mol Biol Transl Sci. 2013;119:325-46.

Crowley SJ, Carskadon MA. Modifications to weekend recovery sleep delay circadian phase in older adolescents. Chronobiol Int. 2010;27(7):1469-92.

Yang CM, Spielman AJ, D'ambrosio P, Serizawa S, Nunes J, Birnbaum J. A single dose of melatonin prevents the phase delay associated with a delayed weekend sleep pattern. Sleep. 2001;24(3):272-81.

Taylor A, Wright HR, Lack LC. Sleeping-in on the weekend delays circadian phase and increases. sleepiness the following week. Sleep Biol Rhythms. 2008; 6:172-179.

Kubitz KA, Landers DM, Petruzzello SJ, Han M. The effects of acute and chronic exercise on sleep. A meta-analytic review. Sports Med. 1996 Apr;21(4):277-91.【PMID: 8726346】

Suppiah H, Low C, Chia, M. Effects of sports training on sleep characteristics of Asian adolescent athletes. Biological Rhythm Reseach. 2015 46(4):0-0

Jakubowicz D, Wainstein J, Landau Z, et al. Influences of Breakfast on Clock Gene Expression and Postprandial Glycemia in Healthy Individuals and Individuals With Diabetes: A Randomized Clinical Trial. Diabetes Care. 2017;40(11):1573-1579.

Roenneberg T, Kumar CJ, Merrow M. The human circadian clock entrains to sun time. Curr Biol. 2007;17(2):R44-5.

Meir Kryger, Thomas Roth, William Dement. Saunders, 2011, p291「Principles and Practice of Sleep Medicine 5th Edition」
Van cauter E, Latta F, Nedeltcheva A, et al. Reciprocal interactions between the GH axis and sleep. Growth Horm IGF Res. 2004;14 Suppl A:S10-7.

Stutz J, Eiholzer R, Spengler CM. Effects of Evening Exercise on Sleep in Healthy Participants: A Systematic Review and Meta-Analysis. Sports Med. 2019;49(2):269-287.

European Food safety Aothority(最終閲覧日:2020年4月17日)
https://efsa.onlinelibrary.wiley.com/

Stein MD, Friedmann PD. Disturbed sleep and its relationship to alcohol use. Subst Abus. 2005;26(1):1-13.

Karami Z, Golmohammadi R, Heidaripahlavian A, Poorolajal J, Heidarimoghadam R. Effect of Daylight on Melatonin and Subjective General Health Factors in

Elderly People. Iran J Public Health. 2016;45(5):636-43.

Becker MW, Alzahabi R, Hopwood CJ. Media multitasking is associated with symptoms of depression and social anxiety. Cyberpsychol Behav Soc Netw. 2013;16(2):132-5.

西野精治　スタンフォード式最高の睡眠　サンマーク出版　2017

[第1部／第3章]

Chekroud, S. R., Gueorguieva, R., Zheutlin, A. B., Paulus, M., Krumholz, H. M., Krystal, J. H., & Chekroud, A. M. (2018). Association between physical exercise and mental health in 1·2 million individuals in the USA between 2011 and 2015: a cross-sectional study. The Lancet Psychiatry, 5(9), 739–746.

Blumenthal JA, Babyak MA, Moore KA, Craighead WE, Herman S, Khatri P, Waugh R, Napolitano MA, Forman LM, Appelbaum M, Doraiswamy PM, Krishnan KR. Effects of exercise training on older patients with major depression. Arch Intern Med 1999;159:2349–56.

Bonhauser M, Fernandez G, Püschel K, Yañez F, Montero J, Thompson B, Coronado G. Improving physical fitness and emotional well-being in adolescents of low socioeconomic status in Chile: results of a school-based controlled trial. Health Promot Int. 2005 Jun;20(2):113-22.

Belvederi murri M, Ekkekakis P, Magagnoli M, et al. Physical Exercise in Major Depression: Reducing the Mortality Gap While Improving Clinical Outcomes. Front Psychiatry. 2018;9:762.

Singh NA, Clements KM, Fiatarone MA. A randomized controlled trial of progressive resistance training in depressed elders. J Gerontol A Biol Sci Med Sci. 1997;52(1):M27-35.

Stein PN, Motta RW. Effects of aerobic and nonaerobic exercise on depression and self-concept. Percept Mot Skills. 1992;74(1):79-89.

Penninx BW, Rejeski WJ, Pandya J, et al. Exercise and depressive symptoms: a comparison of aerobic and resistance exercise effects on emotional and physical function in older persons with high and low depressive symptomatology. J Gerontol B Psychol Sci Soc Sci. 2002;57(2):P124-32.

Cahuas A, He Z, Zhang Z, Chen W. Relationship of physical activity and sleep with depression in college students. J Am Coll Health. 2019;:1-8.

[第2部／全体]

APA. 2013/ 高橋三郎, 大野裕(監訳). American Psychiatric Association. Diagnostic and statistical manual of mental disorders. (5th ed.). Washington, D.C.: DSM-5 精神疾患の診断・統計マニュアル. 東京: 医学書院;2014

[第2部／第1章]

O' Donnell, M. L., Agathos, J. A., Metcalf, O., Gibson, K., & Lau, W. (2019). Adjustment disorder: Current developments and future directions. International journal of environmental research and public health, 16(14), 2537.

Tod, D., Edwards, C., & Cranswick, I. (2016). Muscle dysmorphia: current insights. Psychology research and behavior management, 9, 179–188. https://doi.org/10.2147/PRBM.S97404

Cooney GM, Dwan K, Greig CA, Lawlor DA, Rimer J, Waugh FR, McMurdo M, Mead GE. Exercise for depression.
Cochrane Database of Systematic Reviews 2013, Issue 9. Art. No.: CD004366. DOI: 10.1002/14651858.CD004366.pub6.

[第2部／第2章]

Matthias, M. S., Salyers, M. P., Rollins, A. L., & Frankel, R. M. (2012). Decision making in recovery-oriented mental health care. Psychiatric rehabilitation journal, 35(4), 305.

Rush, A.J., Trivedi, M .H., W isniewski, S.R., et
al.: Acute and longer-term outcomes in depressed out- patients requiring one or several treatment steps:A STAR*D Report.Am J Psychiatry,163; 1905-1917,2006

中村敬(編)　日常診療における精神療法　10分間で何ができるか　星和書店　2016

[第2部／第3章]

American Psychiatric Association, Koran, L. M., Hanna, G. L., Hollander, E., Nestadt, G., & Simpson, H. B. (2007). Practice guideline for the treatment of patients with obsessive-compulsive disorder.

Wright, J. H., Brown, G. K., Thase, M. E., & Basco, M. R. (2017). Learning cognitive-behavior therapy: An illustrated guide. American Psychiatric Pub. (大野裕(監訳)(2018). 認知行動療法トレーニングブック第2版. 医学書院)

### [第2部／第4章]

Gordon BR, Mcdwell CP, Lyons M, et al.: The effects of resistance exercise training on anxiety. A meta-analysis and meta-regression analysis of randomized controlled trials. Sports Medicine (2017) 47:2521-2532

Landrigan, J. F., Bell, T., Crowe, M., Clay, O. J., & Mirman, D. (2019). Lifting cognition: a meta-analysis of effects of resistance exercise on cognition. Psychological research, 1-17.

### [第2部／第5章]

Academy for Eating Disorder, (2016) EATING DISORDER: A GUIDE TO MEDICAL CARE (吉内一浩, 西園マーハ文(監訳)(2016). 摂食障害:医学的ケアのためのガイド. 日本摂食障害学会)
http://www.jsed.org/AEDGuide_JP.pdf

宮田久嗣, 高田孝二, 池田和隆, 廣中直行(編) アディクションサイエンス—依存・嗜癖の科学—, 東京: 朝倉書店;2019

### [第2部／第6章]

一般社団法人 日本アルコール・アディクション医学会 日本アルコール関連問題学会 新アルコール・薬物使用障害の診断治療ガイドラインに基づいたアルコール依存症の診断治療の手引き【第1版】(2018)

World Health Organization, Global status report on alcohol and health 2018

### [第2部／第7章]

神尾陽子(編) 発達障害 診断と治療のABC, 東京: 最新医学社; 2018
Kamio, Y., Inada, N., Moriwaki, A., Kuroda, M., Koyama, T., Tsujii, H., ... & Constantino, J. N. (2013). Quantitative autistic traits ascertained in a national survey of 22 529 J apanese schoolchildren. Acta Psychiatrica Scandinavica, 128 (1), 45-53.

〈執筆者紹介〉

## Testosterone

1988年生まれ。学生時代は110キロに達する肥満児だったが、米国留学中に筋トレと出会い、40キロ近いダイエットに成功する。大学時代に打ち込んだ総合格闘技ではトッププロ選手と生活をともにし、最先端のトレーニング理論とスポーツ栄養学を学ぶ。日本の「筋トレ不足」を憂い、筋トレと正しい栄養学の知識を日本に普及させることをライフワークとしている。

---

## 岡琢哉(おか たくや)

1987年生まれ。岐阜大学医学部卒業・初期研修を終了後、一般精神医学、児童精神医学の臨床・研究に従事し、精神科専門医・指導医等の資格を取得。関東圏で児童精神科医として実務を行う中でメンタルヘルス予防の重要性を実感し、筋トレのメンタルヘルスに与える影響に興味を持ったことから、Testosteroneと意気投合。現在は大学院に所属した上で、都内の発達障害専門クリニックで臨床にあたっている。自閉症スペクトラム、ADHDを含む発達障害/子どもと大人の不安障害/精神療法を専門としている。

---

## 久保孝史(くぼ たかふみ)

1990年生まれ。博士(スポーツ科学)。認定ストレングス&コンディショニングスペシャリスト(CSCS)。

カバーイラスト
師岡とおる

マンガ
福島モンタ

本文イラスト
稲永明日香

協力
久保孝史

# 心を壊さない生き方
## 超ストレス社会を生き抜くメンタルの教科書

2020年6月23日　第1刷発行
2024年6月25日　第4刷発行

著者　Testosterone
　　　岡 琢哉
装丁　金井久幸［TwoThree］
DTP　TwoThree
編集　臼杵秀之
校閲　鴎来堂
発行者　山本周嗣
発行所　株式会社文響社
〒105-0001 東京都港区 虎ノ門 2-2-5 共同通信会館 9F
ホームページ　http://bunkyosha.com
お問い合わせ　info@bunkyosha.com

印刷・製本　中央精版印刷株式会社


ISBNコード:978-4-86651-149-8　Printed in Japan
この本に関するご意見・ご感想をお寄せいただく場合は、郵送またはメール（info@bunkyosha.com）にてお送りください。